DOCTEUR FÉLIX DE BACKER

La Fermentation humaine

1900

A la Revue générale de l'Asepsie
et des Ferments thérapeutiques,
5, rue de la Tour-des-Dames, Paris,
et chez tous les libraires.

Docteur de Backer

La Fermentation humaine

LE DOCTEUR FÉLIX DE BACKER

La Fermentation humaine

Maladies chimiques
et Maladies microbiennes et parasitaires
traitées par les Ferments purs

> La vie est une fermentation :
> Normale, c'est la Santé.
> Anormale, c'est la Maladie.
>
> Dr de Backer

1899

A la Revue générale de l'Asepsie
et des Ferments thérapeutiques,
5, rue de la Tour des Dames, Paris,
et chez tous les libraires.

Depuis longtemps nous avons dirigé nos études vers la *fermentation humaine,* commentant pratiquement le mot de Claude Bernard : *La fermentation ! tout est là, jeunes médecins !*

Nous voulons aujourd'hui montrer à nos lecteurs, une fois de plus &, nous l'espérons, mieux que jamais, les conséquences qui se dégagent de cette interprétation, la seule possible, des phénomènes de la VIE, de la SANTÉ & de la MALADIE.

J'entre dans mon sujet en invoquant le souvenir de Pasteur : c'est lui qui a tiré du chaos scientifique la cellule-mère, l'a montrée, évoluant & procréant la cellule-fille en milieu favorable.

Si nous avons réussi à faire les sélections
& les épurations de nos ferments thérapeutiques, dont les applications deviennent de
jour en jour plus heureuses & plus nombreuses, c'est en suivant pas à pas les
préceptes du Maître.

A PASTEUR

INTRODUCTION

Il est assez facile de remonter à l'heure où la création se résumait en une seule cellule. Ce fut l'origine de la fermentation : tout l'être organisé est compris dans son germe.

L'addition des cellules naissant les unes des autres, & devenant dissemblables par une sélection dont nous n'avons pas la clef aujourd'hui, tel est le phénomène qui s'impose à notre admiration, quand notre esprit s'élève jusqu'à l'origine du monde.

Le travail fermentatif éclate dans toute la nature, & la division abstraite des trois règnes, — minéral, végétal, animal, — nous apparaît bien vite comme arbitraire & illogique. Ces trois règnes se réunissent dans tout organisme ; & plus celui-ci évolue, plus se développera la conjonction des trois principes, bases de tout ce qui naît, vit & meurt.

Dans la reproduction de tout être vivant se renouvelle à chaque moment le phénomène créateur. La cellule femelle (ovule) est traversée par le microbe (spermique) : cette cellule fécondée se reproduit par segmentation, & l'évolution continue, grâce aux matières azotées & glycogènes répandues au pourtour de la tumeur fœtale.

Partout où nous voyons les éléments reproducteurs, nous sommes en présence d'une cellule-ferment, d'un liquide fermentescible. Ceci est une loi botanique, comme une loi animale.

C'est pour cela que nous croyons devoir dégager la vie animale de tout ce qui l'entoure, la distinguant des innombrables phénomènes de fermentation qui s'observent dans le monde évolué.

Les lois de l'évolution sont aujourd'hui admises par toutes les religions ; & la physiologie qui se dégage des études anatomiques & chimiques n'est pas moins admirable que la psychologie évoluant sur des plans spéciaux, inaccessibles aux sens grossiers & aux investigations brutales.

LIVRE I

LA FERMENTATION HUMAINE
ET SES CONSÉQUENCES

CHAPITRE I

De la fermentation en général.

Le mot fermentation a son origine tirée du latin *fervere, être échauffé, bouillonner, être agité* ; il désigne les phénomènes de contact, dans lesquels il y a *dédoublement* d'un corps avec dégagement de chaleur & de gaz, en présence d'un *ferment*.

Qu'est-ce qu'un ferment ?

Un être vivant, infiniment petit, dont la seule présence provoque le dédoublement de certains corps, avec ce dégagement de chaleur & de gaz dont nous venons de parler. *Le ferment agit par sa présence et par sécrétion, sans rien abandonner de sa propre substance.*

C'est donc une véritable *sécrétion analogue à celles des glandes que celle qu'amènent des cellules de levûre* dans un milieu fermentescible, pour transformer celui-ci en alcool & le dédoubler en eau & en acide carbonique.

On peut considérer de suite une cellule de levûre, comme une glande sécrétante à travers une membrane qui l'environne complètement.

Ce qui montre bien que cet acte de sécrétion s'accomplit par osmose à travers la membrane, c'est que, lorsque l'on *brise* l'enveloppe des cellules par la *fameuse presse* dont se servent les Allemands pour broyer les microbes & en extraire le jus (Büchner), on obtient un liquide qui jouit, pendant environ vingt-huit heures, du même pouvoir fermentatif que les cellules de levûre elles-mêmes.

Quoi qu'il en soit, deux choses sont indispensables pour qu'il y ait fermentation : 1º ferments & dédoublement de matières organiques fermentescibles ; — 2º dégagement de chaleur & de gaz.

La meilleure manière de bien faire comprendre ce qu'est une fermentation, c'est d'examiner, comme type, la plus ordinaire, celle que tout le monde connaît.

Prenons donc comme exemple celle de la bière.

Pour fabriquer de la bière, il faut se servir de l'orge : on la mouille légèrement & on la laisse germer pour y développer le principe sucré ; on arrête la germination en la soumettant à la température de 60°, puis on sépare les germes de la graine par le frottement. Le grain ainsi desséché s'appelle le *malt*. On le moud grossièrement, avant de le faire bouillir dans l'eau ; on ajoute le houblon à cette ébullition.

On a ainsi un liquide fermentescible, auquel il suffira d'ajouter une parcelle de levûre de bière, pour amener une fermentation considérable. Celle-ci une fois terminée, on laisse reposer le liquide obtenu ; on le colle avec la gélatine ou la colle de poisson, qui clarifie la bière, définitivement fabriquée par cette dernière opération.

Voyons maintenant la fermentation normale du vin.

On fait la vendange : on amène le raisin dans la cuve ; on le foule pour obtenir le jus. C'est le *moût*. Sur le raisin même se trouve le ferment qui va se mélanger naturellement au jus ou moût.

A peine dans les cuves, le vin commence

à fermenter. — C'est le moment où il est dangereux de se tenir au-dessus des cuves, ou même de se pencher sur elles, le corps en dehors. Tous les ans, l'on peut lire dans les journaux les accidents d'asphyxie par l'acide carbonique, causés par cette imprudence. Tantôt c'est une femme amateur de boire un peu de moût, — vin doux, — qu'on trouve morte, penchée sur la cuve, n'ayant pas eu le temps de retirer le bras qui allait puiser ; tantôt ce sont deux hommes, à Bergerac, qui ont essayé de prendre du moût.

L'asphyxie est aussi rapide que celle des fosses d'aisance ou de certains égouts. La cuve est ici comme une bouche immense soufflant l'acide carbonique.

L'idée ne viendra à personne de la présenter comme douée d'un *principe vital,* mais on admettra que la façon dont se passe le phénomène du dédoublement du sucre en alcool & acide carbonique, — grâce à un ferment spécial à chaque vignoble, — donne une sorte de spécialité, j'allais dire une personnalité, à chacun des vins ainsi produits.

Voilà donc bien définie la fermentation dans

son idée générale ; elle est suffisante pour bien introduire le lecteur dans notre sujet.

Nous serons forcés de revenir souvent sur ces phénomènes de dédoublement des substances organiques ; car toute la *matérialité* de la vie est là.

CHAPITRE II

Étude physiologique du corps humain, considéré comme contenant. — Étude physiologique du sang & des humeurs comme contenu. — Coup d'œil d'ensemble.

Le corps humain peut être considéré comme un vase *clos de toute part.*

La peau d'une part, les muqueuses de l'autre, sont les membranes à enveloppe continue qui soustraient à l'action directe de l'air extérieur les liquides de l'économie. La *membrane enveloppante continue* de l'agglomération cellulaire qui entoure la personne humaine, peut elle-même être comparée à celle qui entoure la petite sphère qui est *l'unité cellulaire* des ferments, que nous avons été les premiers à introduire dans la thérapeutique.

La peau & les muqueuses sont une protection contre les impuretés de l'air extérieur : tant que ces membranes sont intactes & qu'elles conservent l'intégrité de toutes leurs parties, il n'y a aucun péril venant du dehors, ce qui nous permet de dire : « Le milieu intérieur de l'homme est aseptique. »

Les conditions sont tout à fait différentes, aussitôt que la membrane enveloppante est affectée d'une solution de continuité ; le milieu humain peut être envahi par les ennemis du dehors ; ceux-ci sont une menace constante jusqu'à la complète reconstitution ou cicatrisation de la partie lésée.

Tout le monde sait aujourd'hui ce qu'est le tube de Geissler ou de Crookes, ainsi que le radiomètre, cet instrument aperçu à la vitrine de tous les physiciens : un moulinet sensible tourne dans un petit ballon fermé où le vide est fait ; sitôt qu'on l'approche d'une lumière, on voit la lumière se transformer en mouvement.

On pourrait comparer *l'homme herméliquement clos* à une sorte de radiomètre, où la lumière & la chaleur se transforment en mouvement. Cette transformation est facile, disons-nous, tant qu'il n'y a pas introduction de l'air ; elle est ralentie ou nulle, dès qu'il y a perforation de l'enveloppe de cristal.

Nous admettons de suite qu'il n'y a pas une

complète exactitude dans notre comparaison ; néanmoins, nous la croyons utile pour faire bien comprendre notre pensée.

L'une des plus curieuses lois de l'évolution des êtres est celle de pouvoir ramener l'organisme le plus compliqué à l'unité de la cellule. Les milliards de ces cellules, en s'agglomérant pour former l'individualité humaine, sont, pour ainsi dire, obligés de revêtir, pour recouvrir l'ensemble, le même revêtement qui sert à chacune d'elles. A l'origine, nous trouvons une cellule à membrane enveloppante comme cellule-type ; plus tard, elle pourra perdre cette enveloppe à la condition d'être protégée par un tégument dit épithélial, qui constituera l'enveloppe totale de l'individu.

La peau et les muqueuses intactes sont donc notre véritable clôture. Celle-ci une fois brisée, nous devenons la proie des variétés microbiennes si fréquentes dans l'air.

Pour bien se rendre compte de ces ennemis microbiens dont nous sommes environnés, il suffit de contempler les poussières qu'éclaire un rayon solaire, quand il pénètre dans une chambre par une petite ouverture. Rien ne permet mieux de se rendre un compte sommaire de la quantité d'impuretés que l'air entraîne avec lui. Ces poussières qui vont & viennent lentement ou vite, devant les yeux, sous leurs formes multiples, sont perçues à l'œil nu : c'est dire comment elles peuvent être observées au microscope. Des milliers de micro-organismes, les uns inoffensifs, d'autres très nuisibles, sont ainsi véhiculés par d'innombrables atomes.

Il n'en résulte aucun dommage quand les muqueuses & la peau sont saines & bien fermées. Mais quels ravages dans le cas contraire ! La pathologie presque tout entière a été consacrée à ces méfaits, ainsi que nous le verrons bientôt.

Après avoir montré le corps humain comme une sorte de *vase clos* de toute part, inattaqué par les impuretés que l'air transporte, nous devons considérer le *contenu* du vase clos, c'est-à-dire le sang & les liquides qui en dérivent.

Tout le monde sait que l'animal, & l'homme en particulier, *possède en liquides le tiers de son poids total.* Un homme donc, qui pèse 90 kilogrammes, aura 30 kilogrammes de liquides dans son corps,

Cette constatation est trop négligée par ceux qui s'occupent de physiologie & de pathologie. Il faut toujours l'avoir présente à la pensée, car c'est particulièrement sur les matériaux liquides que notre influence médicale va s'exercer, tant par les sérums que par les ferments, & par les modificateurs chimiques ou pharmaceutiques, base de la médecine moderne.

C'est parce que nous savons aujourd'hui discerner, pénétrer chimiquement dans les principaux éléments qui entrent dans la composition de ces liquides de l'économie, que *la voie hypodermique* est considérée à juste titre comme la vraie voie d'introduction médicatrice. C'est par une entrée brusque sous la peau qu'il faut introduire les agents modificateurs des *fermentations anormales qui constituent les maladies.*

C'est plus sûr, & c'est plus rapide.

Les liquides de l'économie, jadis tous les médecins les appelaient *les humeurs;* mais par une sorte de respect humain ridicule, nos maîtres actuels les appelleraient plus volontiers des *lymphes,* des *sérums* ou des *liquides physiologiques.* Il vaudrait mieux avoir le courage de revenir simplement aux *humeurs* (de *humor,* humidité), telles que les définit (Littré & Robin) l'école histologique de nos aînés en médecine.

Pour eux, on doit entendre par humeur « toute partie liquide ou demi-liquide des systèmes organiques, qui se sépare par simple dissociation, sans décomposition chimique, en éléments anatomiques d'une part, en principes immédiats d'autre part, ou vice versa ; ce sont des parties liquides ou demi-liquides, formées par mélange ou dissolution réciproque des principes immédiats, & tenant ordinairement des éléments anatomiques en suspension ».

Ainsi compris, tous les liquides de l'économie peuvent se résumer en :

1° HUMEURS CONSTITUANTES, qui sont le *sang,* le *chyle* & la *lymphe,* qu'on a pu appeler *de la viande coulante,* parce qu'elles contiennent en suspension tous les principes qui fabriquent les tissus ;

2° HUMEURS SÉCRÉTÉES : ces liquides proviennent des trois humeurs constituantes ; ce n'est pas encore le déchet, mais c'est l'extraction des matériaux utiles à la fonction mécanique ou chimique, indispensable à la vitalité ;

3° HUMEURS EXCRÉMENTIELLES : ce sont les liquides ou demi-liquides *de déchet,* dont le séjour prolongé dans l'économie provoquerait les *fermentations secondaires* ou putrides, qui n'appartiennent plus à la vie, à la fermentation vitale, mais à la mort ou fermentation léthale [1] (*lethum*, la mort).

L'homme renferme, dans son corps fermé, ces trois sortes d'humeurs : c'est là ce que nous appellerons fréquemment le *moût humain*. C'est dans ce liquide que se fait la fermentation vitale ; c'est en lui que les cellules se renouvellent sans cesse dans un travail incessant d'assimilation & de désassimilation des matériaux extérieurs, apportés par osmose du dehors au dedans du *vase clos*.

Nous aurons à voir maintenant comment la vie résulte de ces échanges nutritifs entre l'extérieur & l'intérieur, ramenant facilement tous les phénomènes de la vie humaine à ceux de la *cuve à vin* ou *à bière*, expliquant ainsi tous les faits physiologiques & pathologiques, incompatibles avec la santé, & rétablissant celle-ci par des moyens simples, énergiques & féconds.

Après la distinction sommaire qui divise l'homme en son *contenant* (peau & muqueuses), & son *contenu* (les humeurs), nous sommes

---

[1] Nous arriverons plus tard à montrer combien la *fermentation léthale* est différente, pour l'homme, de la *fermentation vitale*.

ramenés à la plus simple notion d'une fermentation ordinaire, représentée par *la cuve et le
moût.*

Reste à voir les conditions d'une fermentation normale, c'est-à-dire la santé de l'homme
ou du vin.

La notion de la santé nous amènera droit
à son contraire, la maladie ; nous verrons
combien souvent les maladies proviennent,
dans le moût humain comme dans le moût de
vin, des causes extérieures, de même qu'elles
peuvent exister grâce à des propriétés fâcheuses
inhérentes au moût.

Les maladies se diviseront donc tout naturellement en maladies de cause extérieure, ou
maladies microbiennes (ferments étrangers
pénétrés dans le moût); & en maladies par altérations chimiques (principes immédiats en trop
ou en trop peu, ne permettant pas aux ferments
normaux d'accomplir leur besogne physiologique).

CHAPITRE III

La vie des cellules. — Lois inéluctables de la Microbie.
— Nécessité d'une fermentation interne vigoureuse.

L'état de santé est obtenu, quand la trans-
substantiation se fait adéquate entre les matières
dites aliments, & les cellules animales. Dès
lors, il y a équilibre entre l'acquit & la dépense,
& l'acte vital est exécuté sans fatigue, sans
autre usure que celle qui résulte de l'âge &
du travail des cellules qui sont, par leur
constitution même, passagères & fugaces.

La cellule humaine a une vie dont la durée
est dépendante de son activité : latente, à
l'abri de l'oxygène, elle peut atteindre plusieurs
mois sans mourir, mais en perdant chaque
jour de son activité. Son pouvoir de reproduction est assez rapidement affecté, & nous
estimons approximativement à deux mois le
maximum de durée d'une cellule sans travail,

tandis que nous n'accordons pas plus de vingt-quatre heures d'existence à une cellule en pleine activité.

Disons de suite que c'est là jeu d'imagination pure, car aucune cellule humaine n'a, pour ainsi dire, une vie absolument semblable ; chacune évolue suivant son milieu, son activité, sa provenance spéciale, son *atavisme*, sa *famille*, sa *condition de richesse*, &c... Chaque cellule animale a son avenir différent.

Il en est ainsi de la cellule sociale ; l'homme vis-à-vis de la société, vis-à-vis de l'humanité, a son existence spéciale, son rôle, ses joies, ses peines, sa fortune, ses luttes, ses émotions, sa mort.

Et c'est ainsi qu'on peut voir se décomposer l'humanité en la société, la société en l'individualité, l'individualité en cellules agglomérées, pour arriver du nombre à l'unité cellulaire & retrouver la grande loi de la *création*, à la seconde où le Verbe fut Acte vital.

A l'origine, *in principio*, l'acte vital fut posé pour la première fois, & ce fut le commencement de la fermentation cellulaire.

La vie, qui dériva de là, coule à pleins bords dans le fleuve creusé & endigué par les hommes effrayés de la débordance même de la vie.

Ils se sont souvent ligués pour faire l'œuvre de destruction, oubliant que seul peut détruire celui qui sait & peut créer. Mais la vie, la fermentation est si féconde qu'elle a multiplié les êtres & a fait naître la lutte pour les grands comme pour les petits.

La *struggle for life* est une loi à laquelle ne peut se soustraire aucun être vivant, aucune cellule individuelle ou sociale : l'existence même est au prix de la lutte. Aussi, verrons-nous constamment dans notre travail que l'observance de cette loi est la condition *sine qua non* de la santé. La constante surveillance est obligatoire, aussi bien que le perpétuel éloignement de l'ennemi du dehors, « *quærens quem devoret* ».

Ces ennemis obéissent eux aussi à la loi de la lutte, & ils sont prompts à saisir l'instant & l'endroit de moindre résistance.

Une comparaison sera peut-être utile ici.

Les lois de la pesanteur ne sont pas plus sévères que celles des microbes : nous ne pouvons nous soustraire aux conséquences de ces lois ; nous y soumettons nos édifices, nos digues, nos murailles, nos abris, nos moyens de transport & nos industries.

Pourquoi n'organisons-nous pas nos maisons, notre hygiène, notre vie sociale & individuelle en vue de cette loi, universellement admise aujourd'hui, de la lutte contre l'infiniment petit?

Voyez plutôt.

Un torrent dévaste un pays : d'habiles ingénieurs le détournent. Pendant de longues années, les eaux domptées viennent se briser dans l'espace creusé qui leur est destiné. L'établissement d'un casino & de merveilleuses constructions abritent des hôtes nombreux. Tout prospère : des malades accourus de tous les points de l'Europe viennent chercher la santé près de ces montagnes dont les cimes restent sous les neiges éternelles. L'eau du torrent tombant dans la nuit endort par son fracas monotone les habitants passagers de l'hôtellerie.

Pendant ce temps, une fissure dans les neiges s'est agrandie ; nul n'a pu l'apercevoir, car elle s'est faite dans les hauteurs à peine tangibles ; la fissure est devenue la grande crevasse : le soleil a dardé des rayons moins obliques, une fusion anormale s'est produite dans les glaciers.

. . . .

Tout le monde dormait quand le torrent a franchi sa digue, repris son lit d'autrefois &

passé au-dessus de l'hôtel, du casino, de l'établissement thermal…

La catastrophe de Saint-Gervais a terrifié le monde le 14 juillet 1891.

On eût pu prévoir l'épouvantable acccident. On sait que les lois de la pesanteur sont indestructibles. On eût bien fait de ne pas confier à une digue même puissante le soin de retenir des milliards de mètres cubes d'eau suspendus sur la montagne. L'équilibre s'est rompu un jour, & l'immersion fut immense.

Ainsi en est-il des lois microbiennes.

Quand l'influenza & son invisible microbe franchissent de l'est à l'ouest, suivant la loi épidémique, les frontières de l'Asie, traversent l'Europe & passent par delà l'Océan semer la mort dans les nouveaux comme les anciens mondes, c'est un torrent d'air qui répand l'asphyxie & la terreur.

Tout individu qui n'a pas en lui la résistance voulue, tout moût humain, sans la vigueur nécessaire pour fermenter normalement, est assailli par l'air qui passe, chargé du dangereux microbe. Celui-ci s'infiltre dans la cellule défaillante & l'envahissement a lieu.

L'asphyxie par la masse d'eau qui entre dans

le poumon est peut-être plus prompte, mais l'autre est aussi sûre.

M. Georges Jacquemin de Nancy, appliquant notre méthode des *ferments purs* aux exploitations industrielles, a pu démontrer qu'une fermentation vigoureusement mise en train par addition de ferments purs, est inattaquable par les ferments étrangers & obtient un rendement supérieur.

A nous de nous opposer par la force même de notre fermentation interne à l'envahissement microbien. Nous devons subir la loi microbienne comme nous subissons les lois de la pesanteur.

Retenons cela.

CHAPITRE IV

Rôle de la peau & des muqueuses. — Rôle du poumon,
des globules sanguins & des cellules glandulaires.

Nous avons, dans les trois chapitres qui précèdent, ramené le corps humain à ses deux principales parties : un vase clos & son contenu, fermés par la peau & les muqueuses à l'influence *directe* de l'air extérieur.

Pasteur, après Alphonse Guérin, a montré que, pour empêcher l'action des microbes de l'air sur un liquide stérilisé, il suffit d'appliquer à l'orifice du vase clos, un tampon de coton préalablement aseptisé & suffisamment serré.

C'est pour cela que tous nos tubes de laboratoire ont pour bouchon des tampons d'ouate. Ces bourdonnets d'ouate permettent très bien à l'air de pénétrer dans le liquide, mais filtrent suffisamment cet air pour qu'aucun microbe ne passe au travers.

Si Guérin a obtenu des *succès d'asepsie* sous les enveloppes d'ouate dont il entourait les plaies, c'est parce que cette sorte de *peau artificielle* filtrante empêchait les micro-organismes d'atteindre les solutions de continuité.

La peau intacte, les muqueuses intactes, font pour nos corps l'office de l'ouate : elles filtrent l'air extérieur, & leur revêtement épithélial est une protection très suffisante, tant qu'il n'y a pas de rupture à leur surface. La moindre solution de continuité, coupure ou ulcération, leur enlève ce pouvoir protecteur ; & il n'y a généralement que deux sortes de malades : *les malades ouverts* & *les malades fermés*.

L'ouverture du corps, par n'importe quel mécanisme, est une cause d'infériorité extraordinaire ; &, dans presque toutes les maladies, on peut appeler convalescence, l'instant où se trouve ramenée à la normale, par la cicatrisation, cette clôture perméable mais non interrompue, qui rend absolue *l'asepsie du moût humain*.

La plus grande & la plus fréquente cause de toutes les maladies vient d'une solution de continuité intervenant dans l'enveloppe cutanée ou muqueuse.

Cette solution de continuité est une condition *sine qua non* de la pénétration des microbes.

Et l'on voit d'ici les conséquences qui découlent de cette notion exacte des faits. S'il est impossible qu'un microbe pénètre par une peau ou une muqueuse *non dénudée*, prenons mille précautions contre toute excoriation : de là toute l'hygiène de la peau & des muqueuses (ou peau interne).

PEAU ET MUQUEUSES. — C'est par leur intermédiaire que l'air pénètre dans le milieu ou moût humain ; à travers l'épithélium, plus ou moins aggloméré ou stratifié, se fait une véritable respiration, un *va & vient* de l'air.

POUMON. — A l'entrée, l'air atmosphérique arrive chargé de ses impuretés ; celles-ci se trouvent arrêtées à la surface des épithéliums par les *cils vibratiles,* par le *ciment intercellulaire* & les cellules elles-mêmes plus ou moins serrées.

A la sortie, les gaz ne sont plus les mêmes : il y a l'acide carbonique & la vapeur d'eau, produits de la fermentation & des glandes sécrétantes.

Ce que nous avons surtout à observer ici,

c'est que l'appareil de revêtement du corps humain est disposé de telle façon que les phénomènes de fermentation interne s'accomplissent avec une *minutie de précautions* infiniment plus grande que celle de nos laboratoires.

L'air est indispensable à une bonne fermentation, & plus cet air est pur, plus la fermentation est normale. Cet air, filtré à travers des membranes solides, pénètre par les poumons dans les capillaires & le milieu liquide, où vont s'accomplir les phénomènes intimes de dédoublement qui sont l'apanage de la fermentation normale.

Nous avons à voir maintenant comment les divers appareils de la circulation, de la digestion, de l'assimilation sont utilisés par la nature pour arriver à la résultante générale : vie cellulaire, reproduction cellulaire, régénération constante du moût fermentescible.

Dans la fermentation humaine, il faut que le moût humain renferme des matières sucrées décomposables ; c'est la condition même du dédoublement du glycose en eau & acide carbonique. Dans l'homme, le glycose, au contact des cellules humaines qui jouent le rôle de ferment, va jusqu'à se transformer en alcool; mais cet alcool lui-même ne semble pas se conserver même une heure en cet état spécial ($C^2 H^0 O$).

A peine né, il parcourt toute l'échelle des oxydations (Berthelot), pour arriver au dernier échelon, vapeur d'eau & acide carbonique[1].

A 11° de température, dans l'atmosphère, cette vapeur d'eau est suffisante pour être aperçue, surtout dans l'haleine des chevaux. On voit quelle quantité considérable s'échappe par les narines & par la bouche. Cette vapeur d'eau est évidemment le résultat d'une chaleur interne jointe à une décomposition chimique intime, telle que nous venons de l'indiquer.

Dans la plante, plus homogène & moins compliquée que l'animal, le phénomène de l'entrée de l'air s'accomplit tout le temps que la lumière solaire luit pour cette plante; dès que le crépuscule & la nuit arrivent, les cellules rendent de l'acide carbonique & un peu d'eau.

Chez l'homme, le phénomène de l'inspiration pulmonaire est relativement très fréquent (de

---

[1] Académie des sciences, 12 déc. 1897. — *Revue de l'Antisepsie*, 2 déc. 1898.

16 à 22 respirations par minute). Donc 16 à 22 fois par minute, l'air est *aspiré*, l'acide carbonique & la vapeur d'eau sont *rejetés* dans l'atmosphère.

Cet acte si naturel d'inspiration & d'expiration est l'occasion de la plus merveilleuse organisation que l'on puisse concevoir ; ce tube, depuis le nez jusqu'à la bifurcation bronchique, est assez long pour que l'air puisse abandonner en route toutes les poussières chargées de microbes, grâce à d'innombrables cils vibratiles, imprégnés de mucus, postés en avant-garde. Placées encore au pharynx, des glandes sécrètent des liquides nuisibles aux microbes & des cellules capables de les englober.

Après le long tube pharyngo-laryngien, ce sont les bronches, aux admirables subdivisions, qui permettent à l'éponge pulmonaire de développer une surface aussi grande que toute notre peau & toutes nos muqueuses réunies.

Y a-t-il procédé plus ingénieux que celui de l'emmagasinement de l'air pour les besoins constants de l'usine humaine ?

Le poumon qui reçoit l'air & qui le garde pour le dépenser suivant les besoins, suivant

F. H.

l'effort, est le plus extraordinaire des réservoirs.

Le mécanisme des souffleries de nos orgues d'église peut en donner une assez juste idée, nos côtes remplissant par leur élasticité, & nos muscles, par leurs contractions méthodiques, l'office des plissements du soufflet.

L'air entre donc dans la *cuvée humaine* pour y opérer les phénomènes chimiques de la fermentation aérobie. Mais, remarquons-le de suite, la vie humaine étant destinée à être d'une durée relativement longue, il était indispensable que   de l'air fût ménagée de manière à opérer   & modérément les dédoublements des éléments fermentescibles.

Une opération fonctionnelle accélérée désagrège, par une usure rapide, les tissus animaux & les rend inaptes à leur usage. C'est ce qui survient quand une fermentation étrangère pathogène active brusquement les échanges nutritifs & augmente les *déchets* dits de *combustion*.

Nous aurons le devoir de parler des phénomènes des excrétions plus tard.

Le poumon est donc cet admirable appareil destiné à laisser pénétrer *constamment*, & suivant les besoins du moment, l'air atmosphérique nécessaire à la fermentation vitale, & à rejeter les produits gazeux excrétés. Cette entrée est plus lente dans le repos, plus vive dans le travail & la fatigue.

Grâce au mécanisme musculaire & costal, la cage thoracique emmagasine plus ou moins d'air.

Rien encore ne figure mieux le poumon que la grappe de raisin ; ce qui a permis à un grand nombre d'auteurs d'appeler le *poumon, une glande en grappe*. Et en effet, si les *acini* ou extrémités étaient arrondies au lieu d'être aplaties par compression entre elles, rien ne serait plus exaĉt que cette comparaison. Le pancréas, cette autre glande spéciale qui sécrète le *suc pancréatique,* a une struĉture analogue.

Dans toutes les glandes, le sang passe, de l'artère principale qui les alimente, dans les capillaires qui le mettent en contaĉt intime avec les éléments cellulaires *spéciaux à la glande,* avant de rentrer dans les veines ; *imprégné* du *quelque chose* que ce passage à travers la glande lui a laissé, le liquide sanguin qui fait partie du moût humain a acquis une propriété de plus.

Supposez une certaine quantité de cônes de

houblon dans un sac perméable, tenu pendant un temps déterminé dans un moût de bière & donnant à ce moût un goût d'amertume dû au lupulin, & vous aurez une idée de ce que devient le moût humain au contaĉt d'une glande spéciale, telle que le pancréas, la mamelle, les glandes salivaires, les glandes lacrymales, &c.

Nous ne pouvons ici passer en revue toutes les construĉtions glandulaires, les unes après les autres ; il suffit pour le présent de savoir que chaque glande a son utilité spéciale & son rôle dans la produĉtion du moût total.

CHAPITRE V

Le moût humain est essentiellement composé de tous les liquides qui existent dans l'économie à l'état de *sang*, de *lymphe* ou de *chyle*. Les autres humeurs sont des liquides excrémentiels, c'est-à-dire des déchets qui doivent être éliminés.

Au moment où commence dans la vie utérine le développement des vaisseaux, entre les deux feuillets du *blastoderme*, les *cellules embryonnaires* de la tache embryonnaire se multiplient & produisent un épaississement de ces deux feuillets.

Cet épaississement est dû à une formation de vaisseaux qui se montrent de toutes pièces & s'anastomosent en réseau.

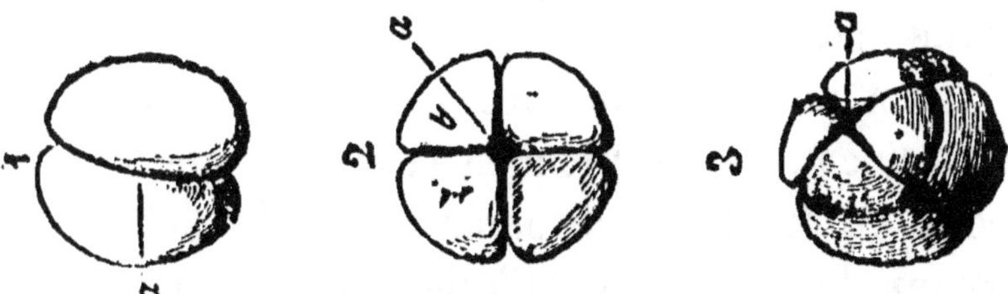

1, 2, 3. Premières phases de la segmentation du vitellus. — *a, a, a.* Point de réunion des sillons de segmentation.

A partir de ce moment, dans la vie embryonnaire circule le sang de la mère : ce sang arrive

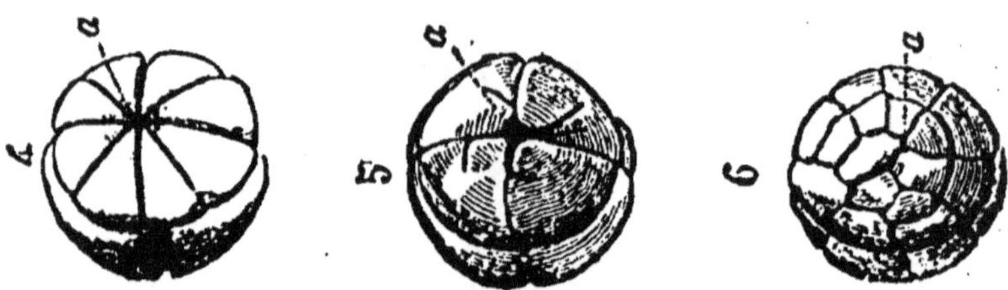

1, 5, 6. Phases intermédiaires de la segmentation du vitellus. — *a, a, a.* Réunion des sillons de segmentation.

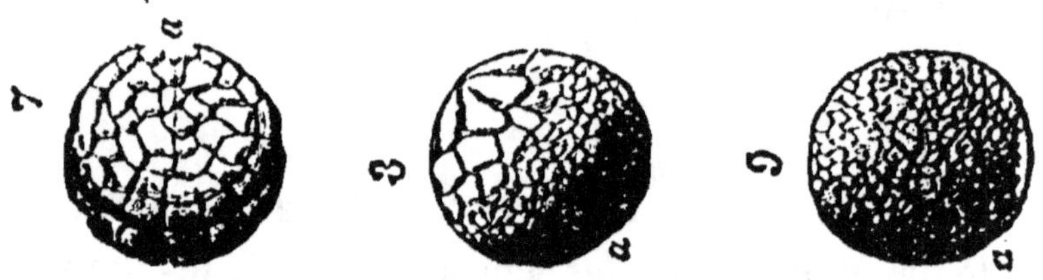

7, 8, 9. Dernières phases de la segmentation du vitellus. En 9 chaque masse vitelline se transforme en cellule embryonnaire.

chez l'enfant à la fois *chair coulante et excrémentielle,* au moyen de laquelle se forment, peu à peu, par sélection atavique, tous les organes qui doivent fonctionner dans la vie intra-maternelle.

Il est quelques-uns de ces organes qui occupent une place majeure dans la vie intra-utérine pour s'atrophier & disparaître dans la suite, comme la vésicule ombilicale, plus tard devenant cordon, ensuite simple cicatrice. La *glande thyroïde* des animaux, dont l'emploi, pour faire maigrir, s'est vulgarisée dans ces derniers temps malgré ses dangers, est un de ces organes qui s'atrophient après la naissance.

Le sang artériel & le sang veineux dans l'enfant intra-maternel ne sont nulle part à l'état de pureté, &, dans tous les vaisseaux, ils présentent à peu près invariablement une coloration *rouge-brun*.

Pendant cette vie interne, les vaisseaux pulmonaires ne contiennent pas de sang, & l'on admet généralement que c'est le foie qui fabrique les globules sanguins; car on sait aujourd'hui qu'*il n'y a aucune communication entre les vaisseaux de la mère et les vaisseaux de l'enfant.*

Le sang est donc formé dans toutes ses parties, chez l'enfant, à partir du deuxième mois de sa conception, quand disparaît la vésicule ombilicale, & que se développent les vaisseaux autour de la tache embryonnaire.

Dès la naissance, les choses changent. Au contact de l'air, les poumons, de durs & non flottants, deviennent mous & *flottants sur l'eau;* les artères pulmonaires & les veines se remplissent de sang, & la *petite circulation* se forme pour établir le jeu régulier de l'hématose normale.

Et c'est ici qu'il faut bien observer les phénomènes fermentatifs dans toute leur intimité.

L'air inspiré est généralement admis jusqu'à ce jour comme composé d'oxygène & d'azote : il contient bien d'autres gaz découverts dans ces dernières années, mais la science est loin d'avoir déterminé le rôle qu'ils remplissent. On a simplement réussi à les isoler.

Aujourd'hui donc, nous observons que l'oxygène (21 o/o), & l'azote (79 o/o) sont introduits dans le poumon & par endosmose absorbés par le sang qui, de noir, devient vermeil, à mesure que l'acide carbonique le quitte.

C'est donc un échange d'acide carbonique contre un mélange d'oxygène & d'azote qui se fait à l'étalage de la surface pulmonaire.

De là, le sang chargé d'air revient au cœur d'où il est propulsé par les gros vaisseaux dans les petits vaisseaux & dans les capillaires : c'est de là qu'il reviendra pour rentrer dans les veines, noir & chargé d'acide carbonique.

C'est donc lui & ses cellules ou globules, qui transportent la dose d'oxygène nécessaire à la fermentation humaine. *A son contact,* tous les organes fonctionnent ; sans lui, tout resterait au repos. C'est ce qui nous fait dire souvent :

Tout organe qui fonctionne fait appel au sang.

Cette loi physiologique a d'innombrables applications thérapeutiques, ainsi que nous le verrons plus tard.

Le *sang,* environ sept litres, c'est-à-dire huit kilogrammes en moyenne ; — la *lymphe* ou liquide contenu dans les vaisseaux lymphatiques, clair, transparent, contenant de nombreux leucocytes, ainsi que des gouttes graisseuses : c'est presque du *sang blanc;* — le *chyle,* autre liquide contenu dans les vaisseaux *chylifères* qui le ramènent de l'intestin grêle pour la formation du sang ; — voilà les trois liquides principaux qui forment le *moût humain.*

Tous les autres sont dits *excrémentiels* & sortent du corps par les émonctoires : rein, glandes sudoripares, poumon, intestin.

CHAPITRE VI

L'Usine Humaine simplifiée.

Nous avons esquissé, dans un schéma que nous désignons sous le nom de l'Usine Humaine, les divers phénomènes qui sont observés dans la vie normale.

Suivons un instant cette vie & ses conséquences immédiates au point de vue spécial de la fermentation qui nous occupe.

C'est *l'histoire d'une bouchée de pain* que nous devons raconter ici.

Le pain composé de froment doit, passant par les dents broyeuses & malaxeuses, trouver les glandes salivaires, dont les produits diastasiques ont pour propriété de transformer l'amidon en sucre décomposable.

C'est donc déjà à l'état de matière fermentescible que la bouchée de pain arrive dans l'estomac. Le suc gastrique & son acide chlorhydrique vont continuer la solubilisation des matières albuminoïdes & des matières minérales.

Le suc pancréatique à son tour augmente cette puissance saccharifiante ; l'intestin grêle absorbe déjà cette matière fermentescible bien préparée ; par les vaisseaux chylifères, elle s'introduit dans le *canal thoracique* qui s'ouvre à l'angle de réunion des veines sous-clavière & jugulaire interne gauches, ou par le *grand vaisseau lymphatique* droit qui s'ouvre dans la veine sous-clavière droite. « Des sous-clavières, ces produits liquides de la digestion sont donc lancés dans la circulation veineuse : ils se dirigent ensuite avec le sang vers les cavités droites du cœur & traversent les poumons, avant d'être envoyés dans les organes & d'être utilisés pour la nutrition [1]. »

Le liquide sécrété par le pancréas a une action énergique due à trois ferments solubles, élaborés par les cellules pancréatiques : l'un de ces ferments agit sur la matière amylacée pour la transformer en glucose (ferment analogue à la diastase salivaire) ; l'autre, sur les matières albuminoïdes pour les peptoniser ; le

[1] Béclard, *Physiologie.*

troisième, sur les graisses pour les saponifier.

L'importance de cette digestion pancréatique est si grande, qu'on a pu dire : « Un animal peut être privé de son estomac sans qu'il cesse de digérer. »

D'un autre côté, on prétend qu'un animal privé de son pancréas devient diabétique : le foie & le pancréas constitueraient les principaux appareils formateurs du sucre. Ces deux glandes sont réunies chez l'homme par le système de la veine-porte, au point de vue fonctionnel. Quand le pancréas a ses fonctions altérées, le foie n'a plus d'arrêt dans sa fabrication du sucre. Celui-ci abonde dans le sang & apparaît dans les urines : le malade maigrit rapidement.

Mais les vaisseaux chylifères ne sont pas nos seules voies d'absorption. N'oublions pas les *veines intestinales,* qui peuvent absorber directement les produits de la digestion, les apporter plus vite à la veine-porte, d'où ils vont passer dans le foie pour y subir plus que jamais la transformation glycogénique, & tomber dans la veine cave inférieure.

Tout ce qui est amené de l'extérieur sous forme *d'aliments* arrive, transformé mécaniquement & chimiquement, sous l'aspect d'un liquide blanc, laiteux, dit *chyle,* dans le système veineux du sang. Ce sang, avec le mélange chyleux, passe par le foie qui achève de former un moût proprement dit, une sorte de malt ou de matière fermentescible. Tous les aliments ont laissé leurs principaux déchets en route, c'est-à-dire dans le canal gastro-intestinal, d'où ils seront transportés au dehors sous forme de selles.

Voilà comment toute nourriture se change en chyle ; le chyle s'ajoute au sang devenu lui-même, à la sortie du foie, un *moût chargé* de principes glycogènes.

C'est sur ce moût principalement que s'opérera le *fameux dédoublement* dont nous parlons depuis le commencement de notre travail.

Toutefois, comme le milieu n'est pas le même que le moût des brasseurs, les mêmes phénomènes ne se produisent plus ; &, si nous continuons à avoir des fermentations, c'est-à-dire des phénomènes de dédoublement, d'hydratation ou d'oxydation, les produits qui en résultent diffèrent par leur nature chimique : au lieu d'avoir acide carbonique, acide succinique, glycérine, alcool, &c., nous avons soit des réserves alimentaires, comme la graisse, soit une oxydation plus complète (eau & acide carbonique), soit des combinaisons avec les matériaux organiques.

N'oublions pas que ce n'est point à la surface pulmonaire, où se fait le contact du sang veineux avec l'air atmosphérique, que s'accomplit l'acte vital de la fermentation.

Si nous voulions faire l'équation chimique de la fermentation humaine qui s'accomplit en ces appareils ainsi simplifiés, nous donnerions cette formule :

$$C^2 H^6 O + {}^6O = (H^2 O)^3 + (CO^2)^2.$$

(alcool) + (oxygène) = (Eau) + (acide carbon.)

Six molécules d'oxygène sont nécessaires pour oxyder, c'est-à-dire brûler une molécule d'alcool.

Cette équation montre à elle seule combien les fonctions organiques s'enchaînent, & combien l'oxygène apporté par l'acte respiratoire est nécessaire à la transformation en eau & acide carbonique. Nous avons vu que cet alcool est formé par la fermentation des glycogènes, transformés en glycoses par une suite d'actes dépendant des fonctions de nutrition. Ici interviennent des ferments, ayant la propriété non plus d'oxyder les matières fermentescibles, mais de les *dédoubler directement,* en fixant leur eau.

Comme le montrent les deux formules :

$$C^{12} H^{22} O^{11} + H^2 O = C^{12} H^{24} O^{12}$$

(matières amylacées + (Eau) = (glycose)
& glycogènes)

$$C^{12} H^{24} O^{12} = (C^2 H^6 O)^4 + (C O^2)^4$$

glycose = (alcool) + (acide carbonique)

on voit combien l'action des ferments est loin d'être uniforme, & quels changements d'ordres différents ils peuvent imprimer aux matériaux organiques sur lesquels ils réagissent.

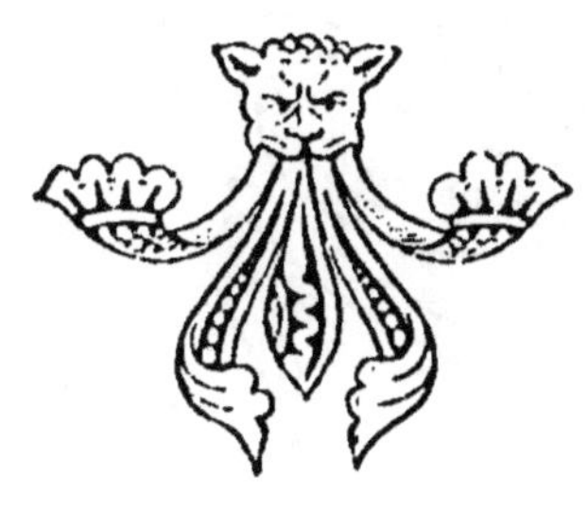

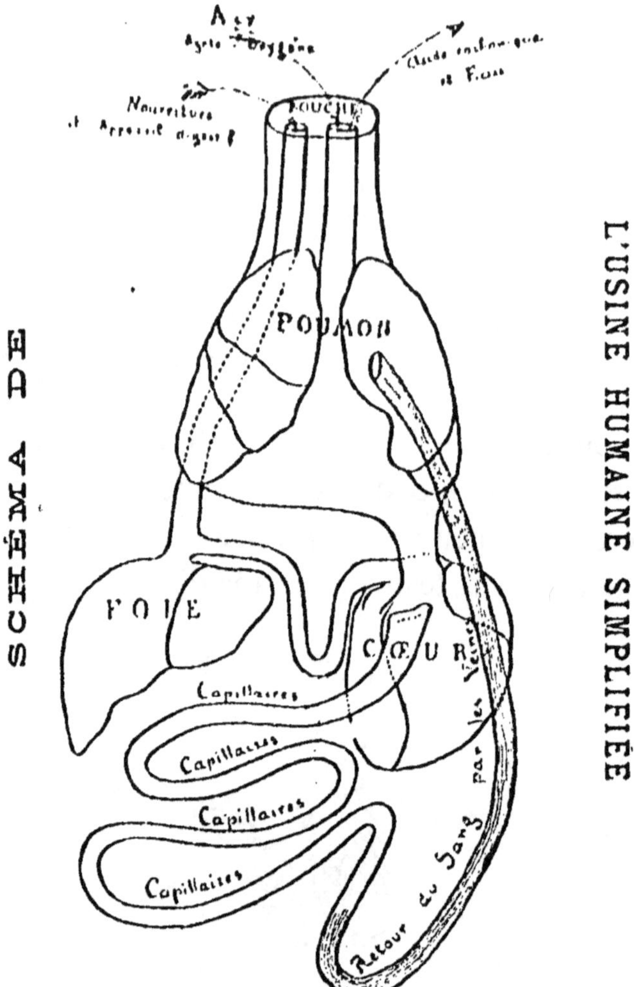

Dans ce *schéma* de l'*Usine Humaine*, nous voulons montrer
la simplicité des appareils physiques destinés à la fermentation humaine. Nous avons à dessein supprimé tout l'appareil
digestif (préparation du moût).

Nous trouvons ce moût tout préparé dans le foie, organe
grand collecteur des peptones à saccharifier.

Le sang, saccharifié au foie, passe au cœur (pompe aspirante
& foulante). — Il est poussé dans les poumons (prise d'air).

Repris par le cœur il est lancé dans les capillaires disséminés
par tout le corps.

Ramené dans le cœur & repoussé dans les poumons, il rejette
l'acide carbonique & la vapeur d'eau, produit de l'alcool utilisé.

CHAPITRE VII

En quels points s'accomplit l'acte vital de la fermentation humaine? — Chaleur exagérée par la fermentation anormale ou FIÈVRE.

Nous arrivons au point le plus saisissant de notre démonstration.

Le sang veineux noir, chargé d'acide carbonique, est lancé par le mouvement de contraction cardiaque hors du ventricule droit du cœur ; ce mouvement brusque le chasse dans les artères pulmonaires d'où il s'étale, grâce aux capillaires, à la surface du poumon : l'air atmosphérique, chassant l'acide carbonique, le remplace par l'oxygène, en recolorant les globules en un beau rouge vermeil.

Est-ce à dire que l'air expiré ne contienne plus d'oxygène & ne renferme que l'acide carbonique & la vapeur d'eau ?

Ce serait une grave erreur de croire que l'air atmosphérique ait été complètement dépouillé de son azote & de son oxygène ; qu'il nous suffise de relater, avec tous les physiologistes, qu'il y a, à l'expiration, une beaucoup plus grande quantité d'acide carbonique & un peu plus d'azote, & moins d'oxygène certainement pour le même volume. Il existe donc, entre l'air qui entre dans le poumon & celui qui en sort, ces trois particularités :

A la sortie, plus d'azote.

«   « moins d'oxygène.

«   « *beaucoup plus d'acide carbonique.*

La conclusion que nous pouvons tirer de cette constatation est que l'apport dans le sang veineux de cet acide carbonique est dû à une fermentation, c'est-à-dire à un dédoublement des matières glycogènes & à d'autres oxydations, dont le résultat ultime est la formation d'eau & d'acide carbonique[1].

Le sang circule dans un système de canaux

---

[1] Dans l'économie les matières glycogènes formeraient des alcools, si ceux-ci n'étaient immédiatement oxydés suivant l'échelle d'oxydation formulée par Berthelot, & transformés en fin de compte en acide carbonique & en eau.

fermés. Les parties du sang qui doivent fournir les matériaux de la nutrition ne peuvent sortir du système circulatoire que par transsudation au travers des parois des vaisseaux. C'est la partie liquide du sang seule qui peut traverser les vaisseaux & non les globules.

La partie liquide du sang, c'est ce qui constitue le liquide nutritif. C'est lui qui humidifie tous les tissus. Il les *nourrit*, tant qu'il y a une tension suffisante dans les vaisseaux pour faciliter cette sudation à travers les membranes de ces vaisseaux.

Ce liquide *nutritif* contient de la fibrine, de l'albumine, des phosphates de soude, des sulfates de soude, du chlorure de sodium ; — c'est de sa composition qu'on a profité pour fabriquer du sérum artificiel. — Notons que le sang est sans cesse régénéré, tant par les matières alimentaires que par celles empruntées par les capillaires aux tissus eux-mêmes.

C'est au niveau des capillaires, dans l'intimité des tissus, que nous devons localiser le phénomène de la fermentation, c'est-à-dire le fameux dédoublement du glycose en alcool, produisant par oxydations successives eau, acide carbonique, ce qui amène le phénomène chaleur...

Cette chaleur que Richet prétend être tempérée par la respiration cutanée & pulmonaire serait bien supérieure à 37° que le thermomètre enregistre comme normale.

C'est à cause de cette production continue mais très faible d'alcool décomposé à sa naissance, que le globule du sang, qui a charrié l'oxygène jusqu'aux capillaires, se charge d'acide carbonique & revient noir, dans les veines, de rutilant qu'il était dans les artères. La production de chaleur peut être exagérée par l'exercice musculaire, mais elle est alors le plus souvent modérée par la peau transformée en véritable *alcaraza s,* (vase poreux où l'eau se rafraîchit si promptement.)

C'est au niveau des capillaires que se termine la *fermentation aérobie;* mais c'est dans chacune des cellules qui constituent les tissus que commence & finit la *fermentation anaérobie.* Celle-ci est d'autant plus active que la première est plus complète.

Les deux genres de fermentation sont unies par la corrélation la plus étroite ; elles se complètent l'une par l'autre. L'une, la fermentation aérobie (avec de l'air), est d'autant plus parfaite que la fermentation anaérobie (sans air) est plus active, & réciproquement.

Si, en effet, la fermentation avec air n'épuise pas entièrement cet air, l'oxygène surtout, il en restera dans les tissus, & les cellules qui doivent vivre, agir & se reproduire *sans air,* ne le feront qu'imparfaitement.

Il faut donc, pour qu'il y ait *vigueur dans la double fermentation humaine,* que l'air (oxygène) soit tout à fait *utilisé* par la promenade qu'il fait au moyen du globule sanguin dans tous les capillaires. Alors seulement, entrent en fonction toutes les cellules qui, par leurs noyaux & protoplasmas, se transforment, se reproduisent, se remplacent, & lancent leurs cadavres dans les déchets à éliminer.

Le phénomène dénommé *fièvre* est le résultat d'une fermentation exagérée. Il a pour effet une production énorme de *déchets.* Or le déchet de la fermentation *aérobie,* c'est l'eau & l'acide carbonique : c'est l'explication *des sueurs* & de l'*haleine* vulgairement dite *fiévreuse.*

Le déchet de la fermentation anaérobie, c'est principalement l'*urée.* Ainsi chaque fois qu'il y a fièvre, il y a augmentation de l'*urée* dans les urines. Au lieu du chiffre normal de 24 gr. en 24 heures, ce chiffre peut atteindre 40 & 45 gr. dans le même temps, quand il y a fièvre.

Nous reviendrons là-dessus.

CHAPITRE VIII

Des fermentations anaérobies du corps humain formant
les éléments histologiques des cellules & leurs rapports
nutritifs. La température humaine normale & anormale.
Le symptôme *fièvre* & son interprétation chimique.

Grande est la part de chaleur qui revient
aux fermentations au contact de l'oxygène
véhiculé par les globules sanguins ; mais,
comme l'a dit si bien le professeur A. Gautier,
« *la partie vraiment* active & vivante de nos
cellules, le noyau & le protoplasma fonctionnent
à l'abri de l'oxygène, à la façon des micro-
organismes anaérobies : & ce n'est que secon-
dairement, à l'extérieur, pour ainsi dire, de la
cellule & aux dépens de ses produits, que se
passent les combustions qui fournissent à
l'animal la majeure partie de sa chaleur & de
son énergie.

« L'animal se rapproche de la plante en ce qu'il brûle, comme elle mais plus puissamment qu'elle, les produits formés dans ses cellules, & en ce qu'il tire une partie de sa chaleur de simples dédoublements fermentatifs. Il en diffère en ce qu'il ne saurait former de la matière organique combustible avec des principes tombés dans l'inertie chimique.

« L'animal, continue le professeur Gautier, se rapproche des êtres uni-cellulaires *aérobies* en ce que, comme chez eux, la majeure partie de son énergie a pour origine les phénomènes de combustion provoqués par l'oxygène qu'il absorbe ; il se rapproche des *anaérobies,* en ce que, dans la profondeur de ses cellules, les transformations du protoplasma se produisent à l'abri de l'air, en milieu réducteur. Mais les cellules des animaux diffèrent profondément des microbes, en ce qu'elles ne sauraient produire de toutes pièces les matières albuminoïdes que forment les êtres monocellulaires & dont ils construisent leur protoplasma[1]. »

La fermentation *anaérobie,* dont il est ici question, est le phénomène intime de la vie

[1] A. GAUTIER, *Chimie de la cellule vivante.*

intra-cellulaire, celui qui fait que la cellule humaine se reproduit, avant d'être usée & dissociée pour devenir un déchet organique. La façon dont se reproduit la cellule humaine n'est point exactement la même que celle dont se reproduit un ferment, une levûre : celle-ci forme de toutes pièces la matière albuminoïde pour construire son protoplasma & bourgeonner ; la cellule humaine se multiplie par division directe ou par division indirecte.

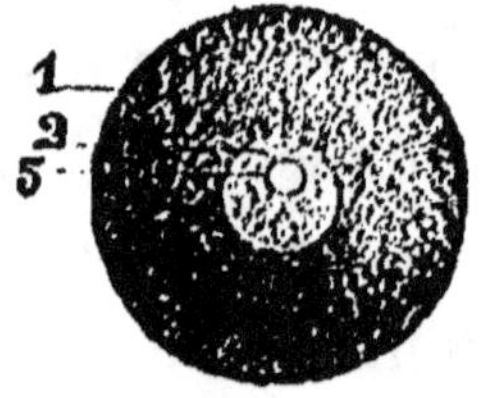

Cellule-type.

1. Protoplasma. — 2. Noyau. — 3. Nucléole.

Dans la division directe, le noyau finit par s'étrangler dans sa partie moyenne en même temps que le protoplasma qui l'entoure ; l'étranglement s'accentue, puis une rupture se produit, au point le plus rétréci ; la cellule-mère donne par *scission* naissance à une cellule-fille.

Mais ce mode de multiplication ne s'observe

pas sur les cellules fixes, mais uniquement sur les cellules migratrices, leucocytes & cellules embryonnaires.

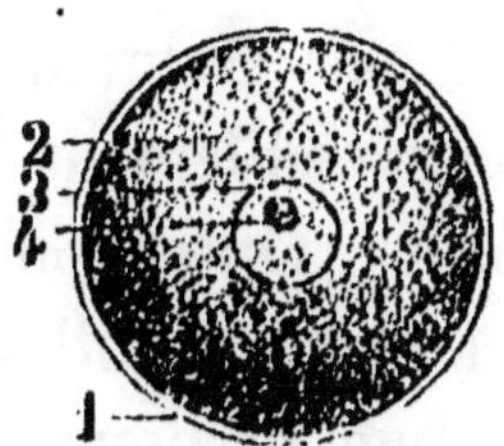

Cellule ayant une membrane d'enveloppe.

1. Membrane d'enveloppe. — 2. Protoplasma. — 3. Noyau. — 4. Nucléole.

Les cellules fixes se multiplient au contraire par division indirecte.

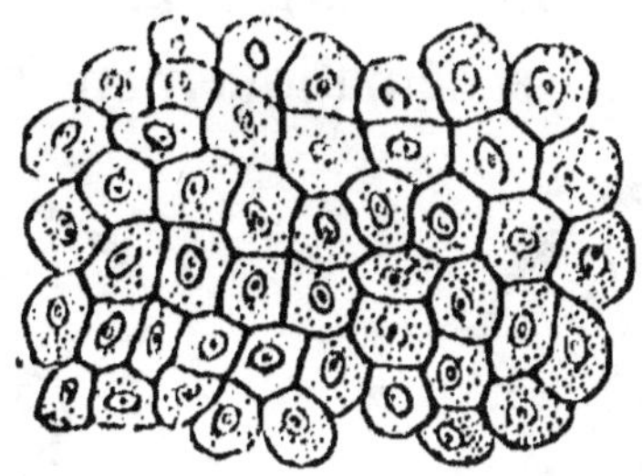

Cellules épithéliales juxtaposées formant une membrane épithéliale.

Cette division indirecte, dit Fort[1] dans son résumé d'histologie, auquel nous sommes

[1] J. A. FORT, *Anatomie descriptive et dissection*, Paris, Doin, éditeur.

heureux d'emprunter nos gravures si simples mais si expressives, cette division est une des plus admirables découvertes de l'histologie moderne. Elle a d'abord été étudiée sur les cellules végétales par Guignard, & reconnue plus tard comme sensiblement la même dans les cellules animales. On a donné le nom grec de *karyokinèse* à cette multiplication, parce qu'on considère que le noyau est l'élément essentiel de la multiplication cellulaire, bien que Renaut ait démontré depuis l'importance capitale du protoplasma qui entoure le noyau de tout côté.

Prenez, d'après Fort, la cellule-type dans sa reproduction ou *karyokinèse*. Elle passe par sept phases ici schématiquement représentées.

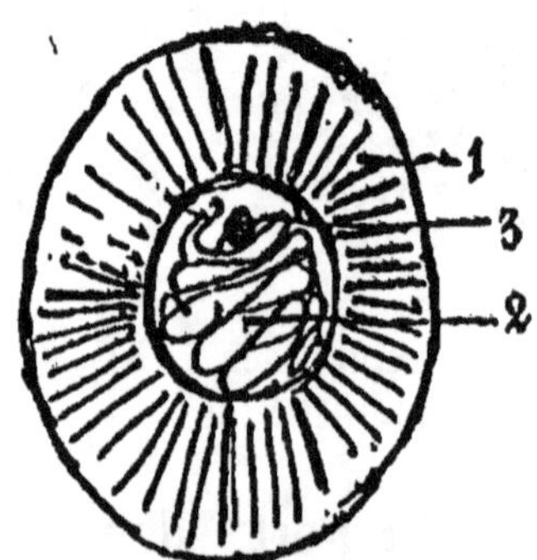

Formation de l'aster & du peloton chromatique.

1. Protoplasma périnucléaire transformé en aster. — 2. Noyau & peloton chromatique. — 3. Nucléole.

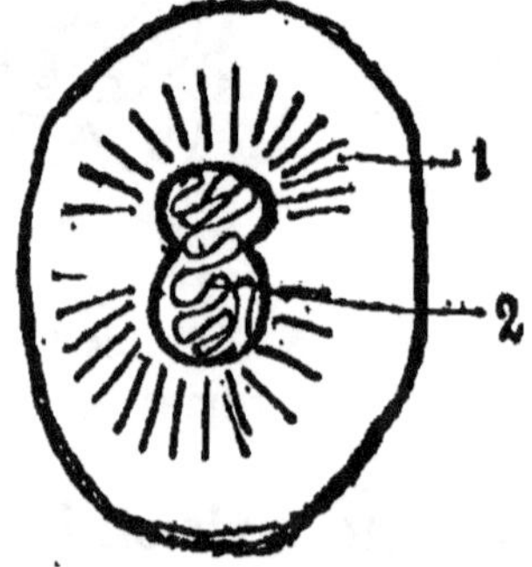

Dédoublement de l'aster & du peloton chromatique.

1. Aster dédoublé. — 2. Noyau avec une ébauche de dédoublement.

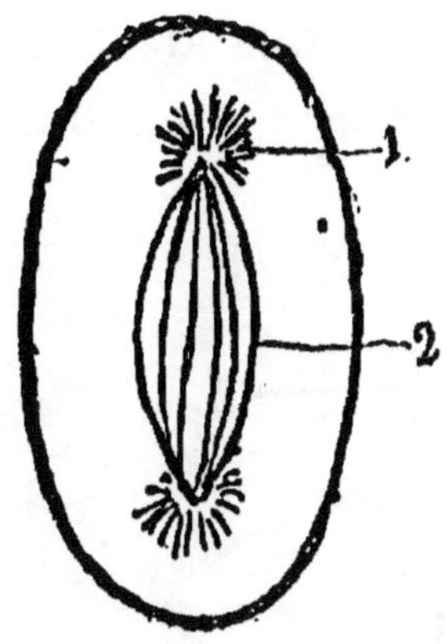

Formation de l'amphiaster
& des bâtonnets chro-
matiques. — Couronne
équatoriale.

1. Couronne équatoriale.
— 2. Fuseau nucléaire &
bâtonnets chromatiques.

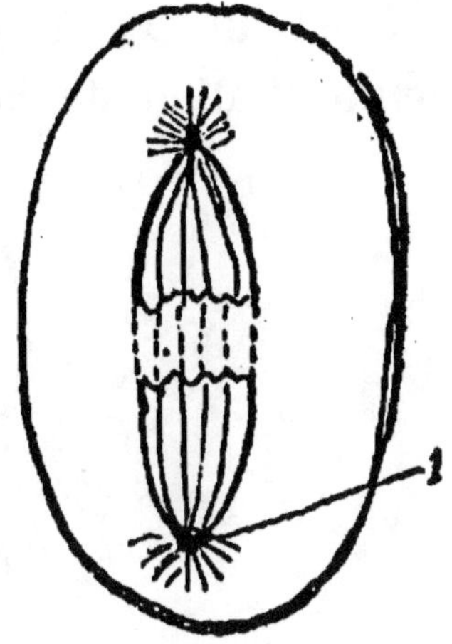

Dédoublement du fuseau
nucléaire & des bâton-
nets chromatiques.

1. Plaque équatoriale.

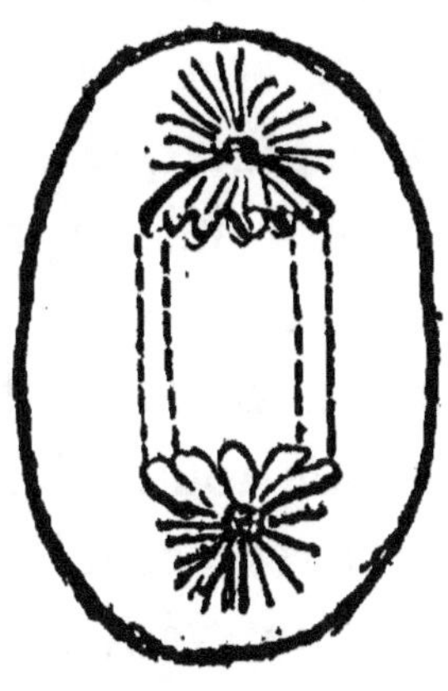

Ascension des bâton-
nets aux pôles &
formation de la
double couronne
polaire.

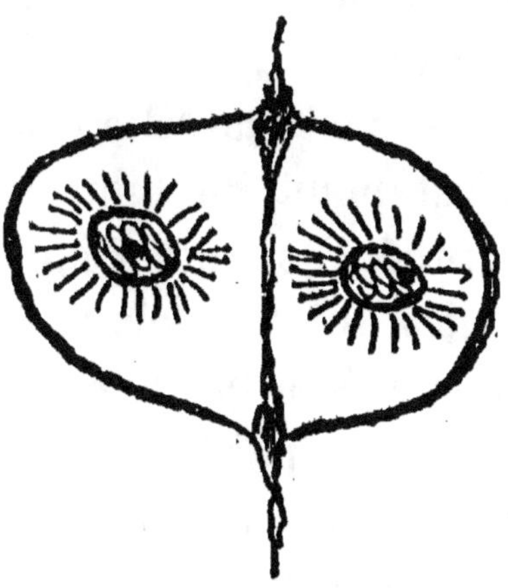

Peloton des noyaux néoformés.

C'est au Dr Toupet que nous devons la démonstration de la *kariokynèse* normale ou

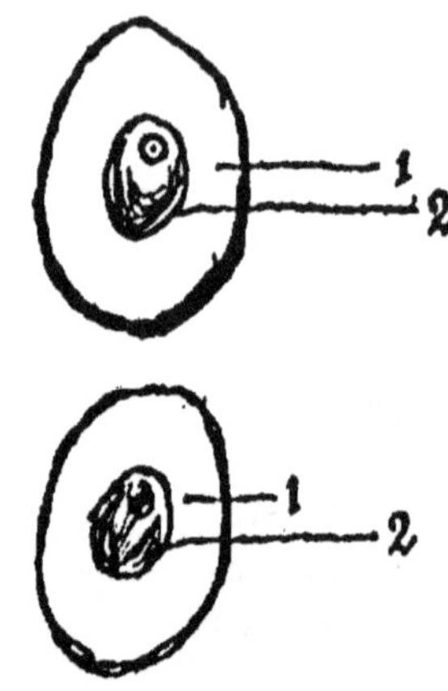

Cellules-filles.

1. Protoplasma périnucléaire. — 2. Noyau & nucléole.

artificielle par inflammation traumatique du péritoine.

On voit par cette description rapide que ce n'est point un mince travail que celui de la reproduction des cellules fixes, je veux dire celles qui, une fois formées, vivent & meurent à la même place, comme presque toutes les cellules épithéliales. Ces dernières cellules n'ont pas, à proprement dit, de véritable mouvement, tandis que les autres (leucocytes ou cellules migratrices) sont très mobilisables & possèdent un mouvement amiboïde.

Les cellules sont excitées même à distance,

par l'oxygène qui circule dans les capillaires sanguins.

Quel est le phénomène intime de la vitalité cellulaire ?... Tout ce que l'on peut affirmer

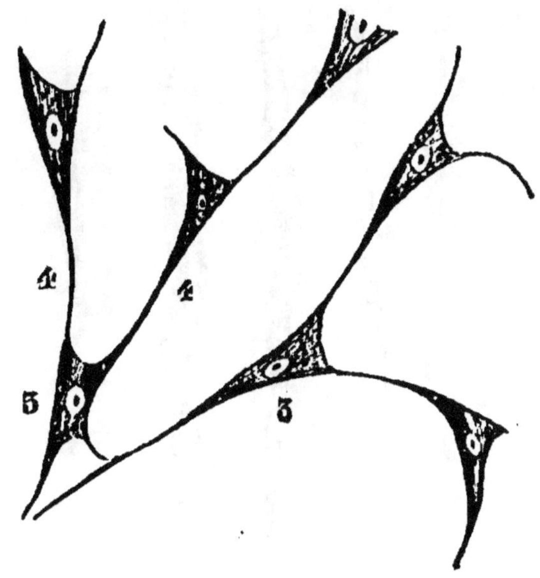

Tissu muqueux ; les cellules sont disséminées au milieu d'une substance intercellulaire très abondante.

à ce sujet, c'est que le protoplasma joue le rôle principal, & que l'activité d'une cellule est en rapport direct avec son degré de vitalité. Mais le mystère même *de la vie et de la nutrition* du noyau à l'abri de l'air nous échappe, comme nous échappe la raison ultime de la vitalité des microbes anaérobies.

Nous devons ici, comme presque partout dans la nature, admettre le fait constaté avec

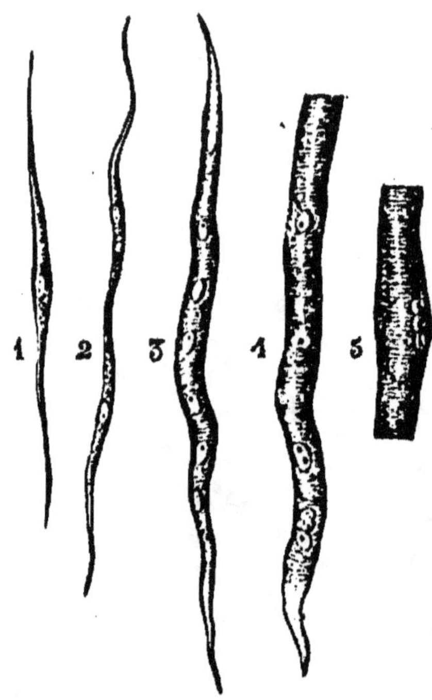

Éléments musculaires striés, développés aux dépens des cellules.

1. Cellule fusiforme se transformant en fibre musculaire. — 2. Deux cellules fusiformes se réunissant par une extrémité pour donner naissance à une fibre musculaire. — 3. Fibre plus âgée avec de nombreux noyaux, offrant une plus grande épaisseur. — 4. Fibre encore plus âgée avec des noyaux. — 5. Portion de fibre plus développée, avec noyaux groupés au-dessous du sarcolemme. Les noyaux sont le vestige des cellules primitives.

soin, & nous incliner devant sa brutalité, sans avoir la solution du pourquoi & du comment il se fait que cela soit ainsi.

Un dernier mot sur cette fermentation intra-cellulaire *anaérobie*.

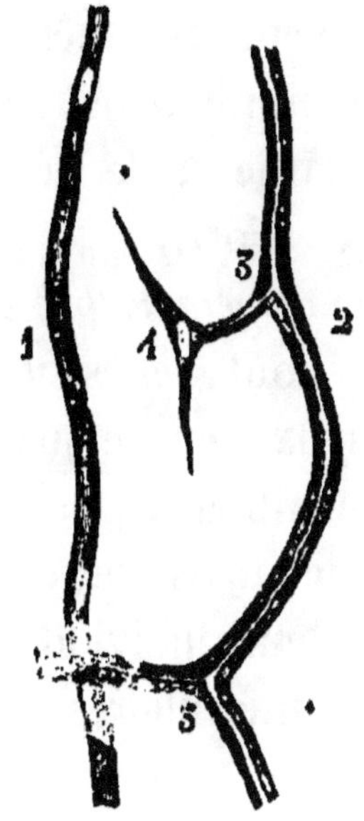

Éléments nerveux-nés aux dépens des cellules.

1. Tube pâle avec deux noyaux ; il n'y a pas encore de substance médullaire. — 2. Tube nerveux plus développé ayant un cylinder-axis & un peu de moelle. — 3. Bifurcation du tube nerveux. — 4. Cellule plasmatique non encore transformée, se confondant avec l'extrémité d'un tube nerveux.

Comment se transforment les cellules ?

La plupart des cellules fixes, dites épithéliales, persistent dans les tissus après leur formation : ce sont celles qu'on trouve ordinairement dans les glandes ; d'autres se modifient ou se transforment.

La modification principale consiste dans l'augmentation de densité de la paroi qui tend à prendre le caractère des tissus élastiques : on observe souvent en même temps leur aplatissement, comme dans les ongles, à la surface de l'épiderme & de l'épithélium pavimenteux stratifié. (Fort.)

Il y a souvent *métamorphose,* lorsque, se plaçant bout à bout, elles vont former les fibres & les canaux ; en se juxtaposant, elles constituent les membranes ; parfois elles s'anastomosent comme dans le cerveau où elles semblent perdre leur individualité ; de même dans les fibrilles musculaires & dans les tubes nerveux.

Ferments aérobies, ferments anaérobies, nos cellules constituent par leur agglomérat notre substance corporelle, renfermant chacune en son noyau & son protoplasma *la parcelle de vie dont l'ensemble constitue notre vie.* Quand un certain nombre de ces noyaux & protoplasmas périnucléaires périssent ou vivent trop vite, la masse entière en est plus ou moins impressionnée : l'inflammation ou irritation devient un excitant énergique de la karyokinèse ou reproduction cellulaire [1], & la fermentation est d'autant plus active qu'il y a une plus grande reproduction. La température générale en est augmentée : d'où la fièvre, symptôme de toutes les inflammations & fermentations exagérées, dont nous avons dit un mot plus haut.

On a voulu voir dans les phénomènes de fermentation des actions chimiques ; mais, déclare énergiquement Pasteur, NON ! la fermentation n'est pas un acte chimique simple, c'est un phénomène « corrélatif d'un *acte vital* commençant & s'arrêtant avec ce dernier ! »

« Les fermentations *par ferments organisés* sont des *actes* de nutrition, & les composés qui fermentent sont des aliments. »

Ces mots de Bourquelot nous amènent logiquement à cette conclusion.

Il n'y a d'aliments utiles que les composés qui fermentent. C'est d'eux seuls que nous

[1] Cette reproduction dans l'inflammation est assez rapide pour que l'on ait pu définir l'inflammation *un retour à l'état embryonnaire*. (Heurtaux.)

pouvons tirer les éléments indispensables à nos reproductions cellulaires, à notre chaleur normale.

L'alcool, étant le résultat d'une fermentation finie, est une matière déjà morte qui, ne pouvant plus fermenter, abaisse la température humaine & ralentit les fonctions de nutrition & de reproduction cellulaires, ce qui est la même chose.

Notre pensée peut se résumer en cette phrase : *C'est en nous que doit être fabriqué de toute pièce l'alcool que nous devons décomposer en acide carbonique et eau.*

Nous préconisons donc comme base de l'alimentation humaine tout ce qui peut fermenter, c'est-à-dire les féculents de tout genre, les sucres décomposables.

Les aliments albuminoïdes, avant d'être devenus des matières fermentescibles, doivent subir une série de transformations importantes.

La température humaine normale de 37° est la résultante, au creux de l'aisselle ou de l'aine, de toutes les fermentations internes accomplies en tout temps & en tout lieu du corps humain. Prise dans la bouche ou au rectum, il y a une différence assez légère d'un degré ; à l'intérieur même du corps, elle ne dépasse jamais 38°, quand il n'y a pas une nutrition plus active ou une invasion de ferments étrangers.

Dans ce cas, il y a exagération dans la production des matières de dénutrition, c'est-à-dire acide urique & urée dans le sang & les urines : ce qui constitue un des éléments du phénomène ou symptôme *fièvre*.

La fièvre est une exagération de l'activité cellulaire par accélération du mouvement circulatoire & des échanges nutritifs ; on a longtemps pensé que cette suractivité pouvait être essentielle. On admet généralement aujourd'hui qu'elle est un symptôme, c'est-à-dire le signe auquel on reconnaît un mouvement de défense contre une invasion étrangère dans le sang ou une altération intime dans les tissus.

C'est une suractivité d'expulsion ou de réaction contre l'ennemi, a-t-on dit.

Malheureusement à une période de lutte & de suractivité correspond toujours celle de la dépression & de la déchéance organique.

De plus, l'urée ou l'acide urique en excès

dans le sang diminue ses échanges avec l'air &
affaiblit l'organisme.

La fièvre est un symptôme de réaction & de
dénutrition. Elle disparaît quand la fermentation
redevient normale en toutes ses parties. Elle
apparaît, quand il se fait, en une partie menacée
du corps, une *stase sanguine,* par introduction
d'un corpuscule étranger (microbien ou autre),
soit par simple refroidissement cutané ou
muqueux. LA STASE SANGUINE *est à l'origine de
toute suractivité cellulaire,* c'est-à-dire de toute
fièvre. Nous ne connaissons pas un seul cas de
pathologie où cette stase sanguine ne puisse
être invoquée.

Dans la fièvre dite *essentielle* ou *paludéenne,*
comme dans la *fièvre jaune* dite *du foie,* ces
stases existent du côté de la rate, ou du côté
du foie.

Le simple refroidissement, qui chasse le
sang des capillaires de la peau vers les organes
internes, peut amener la *stase sanguine* dans
ces organes en les congestionnant : la suractivité de ces organes amène le symptôme de la
fièvre. D'où cet aphorisme : *Le sang à la peau
ne nuit jamais; aux organes internes, il nuit
toujours.*

La fièvre doit être considérée comme une

suractivité cellulaire suffisante pour amener une augmentation de température appréciable au thermomètre placé sous l'aisselle ou au rectum.

La vraie fièvre ne peut se concevoir sans l'*appel au sang,* sans la *stase sanguine,* de même qu'elle ne peut s'expliquer sans l'*augmentation du taux de l'urée* ou du déchet organique.

Marquant sous l'aisselle 38°, 39°, 40°, 41°, elle implique donc l'idée :

1° D'une stase sanguine à un endroit que le médecin devra déterminer ;

2° D'une suractivité vitale de résistance ;

3° *D'un déchet organique plus abondant,* c'est-à-dire d'une augmentation du taux de l'urée.

Ces trois conditions sont indispensables pour que l'on puisse affirmer qu'il y a fièvre.

Une non-exagération du taux de l'urée dans l'urine, avec élévation de la température, implique une réaction vitale sans véritable fièvre.

Nous verrons plus tard que cette augmentation de température, sans augmentation d'urée, est donnée par l'injection de nos ferments purs.

Le symptôme de la fièvre doit avant tout guider le médecin dans les maladies.

Les maladies sont *aiguës,* quand ce symptôme existe. Elles sont dites *chroniques,* quand ce symptôme est absent ou très atténué ; *intermittentes,* quand il y a accalmie entre des accès périodiques.

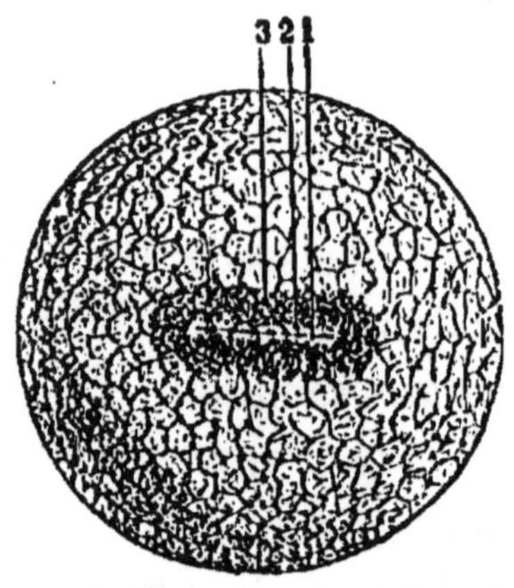

Schéma du blastoderme vu par face externe. Les cellules, aplaties, sont juxtaposées. On voit la tache embryonnaire, première apparence de l'embryon.

La raison de ces dénominations est dans la durée que peut présenter la maladie dans l'un ou l'autre cas.

Un malade qui a de la fièvre est toujours *autophage ;* il se mange lui-même : il désassimile, perd une quantité innombrable de ses cellules par l'urée excrétée ; par la vapeur d'eau, il perd son poids ; par la suractivité

cellulaire, il se fatigue ; par les stases sanguines, uniques ou multiples, il tarit ses
sécrétions au détriment de certaines autres qui
s'exagèrent. Une fièvre continue ne saurait
durer très longtemps : *des mois, oui ! jamais
des années !*

La fièvre-type qui dure des mois est celle de
la tuberculose à petits foyers disséminés.
Elle amène un ralentissement dans la vitalité,
quand elle tombe, & fait que la température
peut atteindre 36° ou 35°8.

Durant ce temps apyrétique, il y a une sorte
d'inanition.

Celle-ci peut atteindre de grandes proportions.

Ce qui disparaît d'abord, ce sont les tissus
dits d'épargne : le tissu graisseux avant le tissu
musculaire ; car ces deux tissus sont ceux
dans lesquels les phénomènes de nutrition
(composition & décomposition) sont les plus
actifs. Les glycogènes qui s'en vont sont des
éléments en moins pour les fermentations
normales futures.

Après cela, le sang diminue dans les vaisseaux, de sorte qu'il y a défaut de tension
artérielle ; ce qui donne la sensation du pouls

mal battu, ce frémissement artériel difficile à bien compter...

Dans l'inanition par abstinence d'aliments, la mort arrive quand l'animal a perdu les trois dixièmes de son poids initial. Pour arriver à ce degré, le temps ne saurait être déterminé, à cause des circonstances individuelles si diverses.

De plus, on sait combien tout animal, en dépression artérielle & veineuse, est sujet aux influences épidémiques & devient matière à culture des microbes ambiants : il meurt souvent à la suite d'une maladie intercurrente qui vient le surprendre quand il est déjà affaibli.

La fièvre doit donc être évitée autant qu'il est possible, parce qu'elle fait succéder une phase de dépression à une période de suractivité. Sitôt qu'on reconnaît ce symptôme, il importe d'en rechercher la cause pour la combattre & en atténuer les effets.

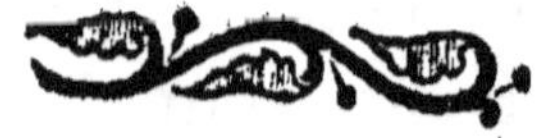

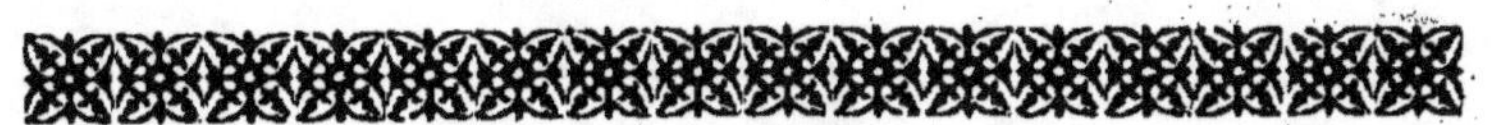

CHAPITRE IX

La fermentation normale, c'est la santé ; la fermentation anormale, c'est la maladie sous ses plus multiples formes. — La fermentation vitale peut être anormale : 1° par le moût chimiquement vicié dans ses éléments primordiaux ; 2° par l'invasion de ferments étrangers.

Nous avons vu déjà quelle influence exerçaient sur l'être vivant les phénomènes de la fermentation qu'on observe dans chaque contact du globule sanguin avec les matières glycogènes contenues dans les tissus.

On doit se représenter le globule sanguin comme le véritable véhicule ou pourvoyeur de l'oxygène dans les tissus [1]. Le globule a en effet, dans le liquide si complexe qu'est le sang humain, un rôle tout à fait spécial & merveilleux.

[1] On a appelé le globule un vrai petit sac d'oxygène.

Le sang contient deux parties très distinctes : la partie liquide transparente & la partie colorée.

Cette seconde partie n'est *colorée* que parce qu'elle est formée par de petites sphères, dites globules ou petits globes, qui ont environ 4 à 5 millièmes de millimètre de diamètre. Ces petits globes peuvent rouler dans les plus minces vaisseaux capillaires, sans être incommodés ni former une obstruction à l'état normal ; ils sont si souples qu'ils s'allongent à volonté.

Pour convertir un globule noir en un beau globule rouge, rutilant, vermeil, il suffit d'un simple contact avec l'oxygène de l'air atmosphérique. Le globule qui contient une très petite quantité de fer *s'oxyde* à ce contact, & cette oxydation, qui n'est, pour ainsi parler, qu'une sorte de prêt, qu'une sorte de charge imposée au globule, est destinée à faire de lui un facteur qui va porter l'oxygène nécessaire dans l'intimité des tissus.

La fermentation aérobie serait impossible sans l'apport incessant de ce principe de toute fermentation ; les stases veineuses, les irritations locales sont là, sitôt que l'oxygène arrive en moindre quantité.

Qu'appelons-nous levûres humaines ?

On peut ne pas compter le globule sanguin parmi la levûre humaine.

Cette levûre est formée par les cellules glandulaires, épithéliales, conjonctives : c'est tout ce qui *sécrète, se renouvelle & excrète,* amenant les dédoublements constants des matières glycogènes en alcool. Comme le font les levûres, toutes ces cellules fonctionnent tantôt en aérobies, tantôt en anaérobies, c'est-à-dire qu'elles prennent dans les matériaux ambiants les éléments nécessaires aux dédoublements fermentatifs.

Il y a en nous, avons-nous dit, des fermentations anaérobies qui transforment les aliments azotés en éléments plastiques, tels que l'albumine, les peptones, &c... M. Bouchard a cru que les graisses sont des réserves de glycogènes & se transforment en glycogènes, quand ceux-ci vont manquer. M. Berthelot a fait prévaloir l'opinion contraire.

Nous appelons donc levûres humaines toutes les cellules-ferments, c'est-à-dire *toutes nos cellules.*

Parmi elles distinguons de suite celles qui sont fixes & celles qui sont migratrices.

Les leucocytes ou globules blancs à noyaux

(de 2 à 4) peuvent sortir des vaisseaux où ils sont formés & des glandes lymphatiques qui existent partout. Le phénomène, qui s'opère dans le cas où cette sortie a lieu, s'appelle la *diapédèse*.

Lorsque les leucocytes se transforment en globules rouges, l'économie devient riche en sang rouge, & cela peut aller jusqu'à la pléthore (ou richesse maladive) : s'ils restent globules blancs, ils deviennent *phagocytes*, englobeurs & destructeurs de microbes.

Aujourd'hui, grâce aux travaux de moins en moins contestés de Metchnikoff, les leucocytes sont regardés comme indispensables pour lutter contre les microbes.

Ils sont les éléments les plus importants de la lymphe, (cellules lymphatiques.)

Quand nous disons que nous devons considérer comme de véritables levûres toutes nos cellules, nous entendons par là celles qui forment nos tissus sans cesse renouvelés, & jusqu'à celles de l'épiderme qui sont des cellules expulsées & usées du derme.

Le déchet cutané peut être comparé au déchet muqueux de l'intestin ou de la bouche.

A l'époque où les hommes & les femmes ne se lavaient que peu ou point la peau, dominait l'idée de se laver l'intestin. Les médecins du temps de Louis XI & de Louis XIV admettaient bien qu'on n'enlevât point les déchets épidermiques ; mais ils voulaient qu'on se donnât des clystères pour obtenir un teint frais, & ils avaient mis les lavages intestinaux à la mode.

Parmi les levûres du corps, nous distinguons les *cellules fixes* qui forment nos tissus, les *cellules migratrices* dont les leucocytes occupent la plus large place, &, d'après certains auteurs, des cellules embryonnaires qui seraient toujours à l'état latent dans la circulation, en attendant l'occasion de se fixer en milieu favorable : tel est peut-être le cas des cellules cancéreuses.

Pour les histologistes modernes, les leucocytes sont des cellules mêmes du tissu conjonctif, devenues migratrices au lieu de rester fixes. Elles ont les plus grands prolongements, pour former une sorte de *mycelium*, devenir des cellules englobantes. Ce qui les distingue des saccharomyces, c'est l'absence de la membrane continue qui facilite leur diapédèse ou sortie des vaisseaux ; mais somme toute, les leucocytes sont avides d'oxygène *comme les levûres ;* à noyaux *comme les levûres ;* à propriété enveloppante *comme les levûres ;* à pouvoir fermentatif *comme les levûres :* leur spécialité, c'est d'être

5*

des cellules libres, devenant aussi bien globule sanguin que cellule conjonctive ou embryonnaire, suivant que changent les circonstances de leur développement. Ce sont donc les véritables cellules de la levûre humaine, se renouvelant journellement par l'addition des matériaux fermentescibles, introduits par le tube digestif dans le torrent circulatoire.

Ces cellules très avides d'oxygène ne se développent bien que dans les milieux glycogéniques à l'état embryonnaire.

Elles formeront souvent des cancers, quand elles ne peuvent pas former de pus. Le pus accuse chez l'animal une vitalité plus grande que le cancer ; aussi voit-on l'un chez les sujets vigoureux, l'autre chez ceux dont les oxydations sont ralenties [1].

Une fermentation normale dans toutes ses parties constitue la santé du corps. Cette santé est parfaite quand la reproduction cellulaire se fait suivant les besoins, au fur & à mesure des dépenses organiques, se multipliant avec les efforts, se ralentissant avec le repos. L'équilibre entre l'acquit & la dépense est la condition de cet état.

[1] Dr de BACKER, *Le cancer traité par les ferments purs,* 1 vol. in-8o, Paris, *Revue de l'Asepsie,* 5, rue de la Tour-des-Dames.

Dès que cet équilibre se trouve rompu, il y a fatigue, usure, *faillite* des organes. Ils deviennent insuffisants à se reproduire, multiplient les déchets & souvent laissent une partie de ceux-ci dans le moût humain, qui devient de moins en moins propre à des fermentations vigoureuses nouvelles.

Ainsi que nous le verrons plus tard, c'est *la maladie* en ses innombrables formes. Celle-ci dite *protéiforme* peut être ramenée à deux systèmes : 1º le moût est chimiquement vicié dans ses éléments primordiaux (maladies chimiques); 2º il y a invasion de ferments étrangers (maladies microbiennes).

Dans la première catégorie de maladies, nous rangeons le diabète sucré, l'urémie, les anémies pernicieuses, le cancer, &c... Dans la deuxième catégorie sont toutes les maladies parasitaires, depuis la tuberculose jusqu'à l'érysipèle, &c.

CHAPITRE X

Dans la fermentation humaine est incluse la fermentation
alcoolique ; d'où l'emploi rationnel des ferments alcooliques dans la thérapeutique.

Dans l'usine humaine, il faut placer à part
tout ce qui précède l'acte vital intime, c'est-à-
dire tout ce qui n'en est que la préparation, de
même que dans la fermentation alcoolique, il
faut faire abstraction de tout ce qui précède *la
cuvée*.

Avant que le vin doux ne soit à la cuvée,
il y a la vendange, le foulage & quelquefois le
sucrage.

Avant la mise à la cuve, pour le cidre, il y
a la cueillette de la pomme, l'écrasement & le
rejet du résidu.

Avant la bière, il y a le *germage* & la formation du malt.

Ainsi, pour l'usine humaine, il faut préparer *par la bouche, l'estomac, l'intestin et le foie,* le moût humain.

Une comparaison industrielle nous vient ici en aide pour bien montrer ce qui se passe. Le moût de certains raisins a besoin de l'addition d'un peu de sucre pour se mettre en train, c'est-à-dire en fermentation vigoureuse ; ce sucre subit une première transformation par l'acidité du moût & l'*inverline* du ferment. Il devient glycose, c'est-à-dire sucre directement fermentescible.

Le ferment, avons-nous dit au début de ce travail, ne cède rien au milieu qui fermente ; il trouve seulement dans ce milieu une nouvelle force de régénération, & les cellules-mères produisent une quantité de cellules-filles ; il y a donc génération de cellules nouvelles.

Comment le sucre & la matière glycogène se trouvent-ils éliminés ou utilisés ?

Le sucre n'est point destiné à être éliminé, tel qu'il existe dans le sang.

Il est destiné à être *utilisé* dans les tissus — par oxydations, par fermentations ; — ou, s'il est en excès, utilisé en réserve sous forme de graisse.

C'est le moût humain que représentent le sang, la lymphe & les sécrétions.

En présence du ferment, — véritable levûre humaine, — il y a dédoublement du glycose en alcool, eau & acide carbonique, avec l'accompagnement ordinaire d'acides divers & série d'alcools polyatomiques.

Y a-t-il d'autres sous-produits? Un savant biologiste nous disait qu'il devait y avoir des carbures d'hydrogène & source de chaleur très probablement, pour faire atteindre à la fermentation humaine une aussi considérable moyenne que celle de 37°, 37° 5.

Dès lors, c'est à un double emploi que sert le sucre décomposable du corps humain : le premier emploi pour fabriquer l'alcool à l'état naissant, le second pour décomposer cet alcool en produits secondaires, acide carbonique & eau, éliminés par la voie pulmonaire & par la peau.

L'usine humaine est donc à la fois productrice & consommatrice de l'alcool à l'état naissant, ce qui permet de rendre plus faciles les oxydations successives qui le font disparaître au fur & à mesure de sa production.

Il est bon de rappeler ici les expériences si intéressantes faites aux dernières manœuvres en Allemagne. A six bataillons on a distribué l'ancienne ration d'alcool ordinaire ; à six autres, on a donné la quantité de sucre nécessaire pour fabriquer cette dose d'alcool. L'épreuve fut décisive. Les hommes au sucre furent très supérieurs aux hommes à l'alcool. Ainsi que nous l'avons dit souvent, *il faut que nos corps soient nos brasseries.*

Chaque fois qu'il y a oxydation & transformation d'hydrate de carbone quelconque en acide carbonique, il y a élévation réelle de température. Cette augmentation est en rapport direct avec le poids de carbone transformé : la même quantité de carbone donnera la même élévation de température (loi de thermochimie de Berthelot). Cette élévation de température peut être à peine apparente chez les animaux à sang froid, à cause de la lenteur des oxydations ; elle est très sensible au contraire chez les oiseaux.

L'organisme est un calorimètre absorbant au fur & à mesure la chaleur développée par les combinaisons qui se produisent dans l'intimité des tissus.

La chaleur animale constante de 37° est loin d'être une température normale, dont on n'ait d'autres exemples dans les autres fermentations alcooliques. La moyenne d'élection pour les fermentations de bière, cidre, vin, &c., est de 16° à 21°. Les fermentations humaines sont plus nombreuses, plus énergiques, plus disséminées, plus rapides, plus entretenues ; & c'est à toutes ces qualités que sont dues les chaleurs que nous enregistrons.

Ce qui prouve une corrélation intime entre la production & la consommation du sucre, c'est que l'augmentation de température, la suractivité cellulaire de la fièvre suffit chez l'homme pour faire disparaître le sucre & le glycogène dans le foie.

Il faut qu'un homme meure d'accident ou sans fièvre, pour que le foie soit trouvé avec son taux normal de glycogène. La fièvre, qui engendre une fermentation plus vive, brûle le sucre & augmente considérablement le nombre des débris cellulaires, dont on trouve une quantité énorme dans l'urée des urines des fiévreux.

Et nous ne pouvons assez insister ici sur ce fait : *Qui dit fièvre, dit augmentation de l'urée excrétée, diminution de l'eau, et diminution, sinon perte absolue du sucre du foie.* C'est ainsi que le foie des gens morts avec fièvre n'en renferme plus.

Chez les diabétiques, c'est-à-dire chez ceux *qui fermentent mal,* fabriquent & ne consomment certainement pas en eux leur alcool, les matériaux sucrés passent dans le sang & par les émonctoires, rein, intestin, poumon, glandes salivaires, lacrymale, plèvre, péritoine, &c.

Le diabète sucré a été ainsi nommé, parce que le sucre passe à travers les vaisseaux & n'est pas utilisé dans la fermentation intra-capillaire & intra-cellulaire finale.

C'est ce qu'on a voulu dire en d'autres termes, quand on parle du défaut d'oxydation des tissus. Il y a alors, non seulement défaut d'oxydation, mais sa conséquence immédiate, multiplication de déchets organiques, diminution de température, ce qui nous a fait dire souvent que les cancéreux & les diabétiques sont des *hypothermiques*. Nous reviendrons forcément sur cette question, quand nous parlerons des maladies chimiques du moût, du diabète, du cancer, de l'arthritisme, &c., &c.

Ainsi qu'il est aisé de le voir, dans la fermentation humaine est incluse la fermentation alcoolique.

L'emploi des ferments qui ont pour effet de transformer le glycose en alcool a donc une valeur thérapeutique très rationnelle. De nombreuses expériences faites par nous sur les ferments purs & le glycogène du foie nous ont fixés. La fermentation s'en empare immédiatement & produit l'alcool.

Au début de nos travaux sur les ferments injectables, des biologistes avaient exprimé quelques doutes à cet égard. Ils admettaient bien le dédoublement ou changement du glucose en alcool en présence d'un ferment, mais doutaient du dédoublement des matières glycogènes *animales,* en présence des mêmes ferments.

Aujourd'hui le doute n'est plus permis.

Il suffit d'exprimer le foie d'un porc fraîchement tué, pour convertir en alcool toute la matière glycogène qu'il renferme ; il faut pour cela ajouter les ferments : le phénomène s'accomplit . quatre heures, à la température de 37°. Les moules écrasées contiennent une grande quantité de glycogènes que l'on peut de la même façon transformer en alcool. Nous avons souvent renouvelé ces expérimentations.

CHAPITRE XI

Application de notre méthode aux grandes industries.

Quand un principe est vrai, il doit pouvoir s'appliquer *du petit au grand* : c'est là un des principaux caractères de la vérité, d'être une & éternelle.

M. Georges Jacquemin de Nancy, l'un des disciples de Pasteur qui a suivi les lois pastoriennes dans les fermentations industrielles, nous écrivait déjà en 1893 :

« J'ai vu comme vous, à différentes reprises, des vibrions pénétrer dans une cellule jeune.

« En effet, quand un moût sucré est en pleine fermentation bactérienne, la levûre ajoutée ne prend pas pied, & toutes les cellules sont rapidement parasitées. Dans ce cas, il y a évidemment une trop faible dose de levûre pour lutter contre la masse des bâtonnets.

« Voici un fait qui concorde bien avec vos observations : Dans une distillerie, examinant un levain qu'on venait de préparer, je fis voir au distillateur une certaine quantité de bâtonnets, en nombre guère plus élevé que celui des cellules, & je lui conseillai de ne point employer ce levain impur. Par curiosité, il alimenta ce levain pendant huit jours, &, à mon retour chez lui, il me montra que tous les bâtonnets avaient presque disparu : il fallait longtemps chercher pour en trouver un. Ce fait m'étonna beaucoup, *car je ne connaissais pas encore vos travaux et je ne pouvais m'expliquer la disparition de bâtonnets existant huit jours auparavant.*

« De tous ces faits, il ressort pour moi la conviction que vous avez parfaitement raison. Je me promets bien à l'avenir d'examiner les choses de plus près ; car, comme tant d'autres, je n'avais pas attaché à ces observations toute l'attention voulue, *et c'est seulement par la lecture de vos recherches que j'ai vu clairement* l'explication possible de bien des faits curieux.

« Quand à la critique de M. Roux, je ne la crois pas fondée : une levûre en activité n'a pas besoin d'oxygène *libre* pour évoluer. Il en serait autrement si la levûre était vieillie. La levûre *jeune* évolue très bien dans les moûts privés d'oxygène, & je ne vois pas pourquoi elle n'évoluerait pas dans le sang. »

Ainsi qu'on peut le voir, nous ne devions pas rencontrer en M. Georges Jacquemin un adversaire de nos nouvelles doctrines, mais au contraire un ardent défenseur. Depuis ce temps, il s'établit entre lui & nous une correspondance suivie qui serait des plus intéressantes à lire. Il n'est presque pas de fait clinique signalé par nous qui n'ait trouvé son application dans la pratique industrielle de l'éminent chimiste.

Plus tard il écrivait[1] : « Les travaux du docteur de Backer, dirigés dans le sens de l'emploi médical des ferments, ont démontré que les levûres, évoluant en présence des bactéries qui causent les maladies de l'homme, sécrètent des produits antitoxiques &, au bout de quelques générations, deviennent les meilleurs adversaires du développement de ces microbes.

« Depuis longtemps au courant de ces recherches, j'ai dirigé des expériences analogues

---

[1] *Emploi pratique en vinification des levûres pures selectionnées,* par M. G. Jacquemin. Imprimerie nancéenne, 15, rue de la Pépinière, Nancy.

dans la voie des fermentations industrielles, qui sont, personne ne l'ignore, si souvent contaminées par des ferments de maladies.

« L'emploi de mes levûres sélectionnées pures, dont l'usage s'est généralisé depuis plusieurs années pour la vinification aux vendanges & pour les fermentations dans les grandes distilleries, exige de grands soins de propreté pour éviter l'évolution des ferments sauvages, dont la présence entrave l'action de la bonne levûre & cause les maladies des vins &, en industrie, des pertes d'alcool.

« Il y avait un grand intérêt à trouver le moyen de permettre à la levûre pure d'évoluer normalement dans un moût non stérilisé & contenant des bactéries nocives, lactiques, butyriques ou autres.

« Appliquant donc le système du docteur de Backer, j'acclimate la levûre, par cultures successives, à la présence des bactéries ou des produits engendrés par elles, dont l'action est à redouter, & j'obtiens ainsi un ferment pur, dont la vie n'est plus entravée par la présence des microbes étrangers. De plus, la levûre, ainsi préparée, a la propriété de sécréter des toxinvertines, qui viennent s'opposer à l'évolution des microbes & même les faire disparaître, si leur nombre n'est pas trop grand au moment où l'on introduit la levûre dans le moût. Les produits antiseptiques, sécrétés par les levûres pures acclimatées aux bactéries, peuvent être recueillis par filtration & concentration dans le vide, & servir à la guérison des vins malades.

« On peut acclimater un saccharomyces pur à la présence simultanée de plusieurs bactéries, & le résultat est obtenu après dix ou douze cultures successives. On constate que le but est atteint, en faisant une petite prise de levûre, & en l'introduisant dans un moût sucré contaminé, qu'elle doit faire fermenter aussi rapidement qu'un même moût stérilisé. Du reste, la pratique du système des cultures, en vue de l'acclimatation de la levûre aux bactéries & aux produits de leur existence, est facile à exécuter par tout homme versé dans la science de la microbiologie, & ne demande pas plus d'explications. »

Ainsi qu'on le voit, le principe thérapeutique de la substitution d'une fermentation saine à une fermentation morbide est appliqué par Jacquemin dans l'industrie, & ce que nous obtenons sur la moyenne de 30 kilogr. (poids des liquides humains), on peut l'obtenir sur des vingt mille & trente mille kilogrammes de moûts de vin, de cidre ou de bière.

CHAPITRE XII

Historique de la méthode des ferments purs ou Backérisme.

L'historique de notre découverte de la *phagocytose des ferments purs* mérite une mention spéciale que nous essaierons de donner ici brièvement.

En 1882, nous avions été frappés de la ressemblance extraordinaire que nous trouvions entre les *couennes de la bière* & les *couennes de la diphtérie*. La bière tombant goutte à goutte dans une cuvette située à environ cinquante centimètres plus bas, on voyait ces couennes se former assez rapidement.

Nous comparions leur formation par analogie à celle qui se fait dans la gorge ou sur les plaies de l'enfant atteint de diphtérie.

Un point spécial attira notre attention, c'est que

ces couennes, de part & d'autre, ne se formaient & ne devenaient *feutrées* que lorsqu'elles avaient *beaucoup d'air*.

En effet, de même qu'on ne les rencontre jamais ailleurs que dans la gorge, le nez & sur les surfaces de la peau *dénudées* de l'épiderme protecteur, de même les couennes de la bière se formaient seulement, quand il y avait abondance d'air, par exemple dans le trajet du robinet à la cuvette.

Ce fut pour nous l'explication d'un certain succès attribué par les gens du Nord à l'emploi des levûres de bière dans la diphtérie.

A partir de ce moment, nous avons nous-mêmes préconisé un remède, dit de Tournai, qu'exploitait empiriquement un brasseur de cette ville : il consistait à faire prendre aux enfants diphtéritiques toutes les demi-heures une cuillerée à café d'un mélange fermentescible de levûre de bière & de miel à parties égales.

Nous mentionnâmes ce traitement à l'article *diphtérie* dans un opuscule très pratique qui eut beaucoup de succès : *En attendant le médecin* [1].

---

[1] *En attendant le médecin*, Plon, éditeur, Paris.

Nous en écrivîmes les résultats encourageants à notre excellent maître, le professeur Jules Simon, des Enfants malades, rue de Sèvres, qui nous rappelait naguère encore ce souvenir déjà lointain. Il essaya lui-même le remède, mais sans succès appréciables, la plupart des enfants arrivant à l'hôpital déjà très intoxiqués, comme les études de Roux & de Yersin l'ont démontré depuis.

Quoiqu'il en soit, dès 1882, nos idées étaient éveillées sur l'influence des ferments sains pouvant lutter contre les ferments malsains.

En 1890, nous commençâmes nos expériences méthodiques de laboratoire, rue Gavarni, à Passy, & c'est là que nous eûmes l'occasion de mettre au jour les vérités de notre système si fécond en applications thérapeutiques.

La *phagocytose des levûres* nous apparut bientôt sous un jour nouveau, & à l'empirisme succéda la méthode raisonnée.

Dans nos expérimentations sur les animaux nous fûmes témoins, M. Bruhat & moi, d'un très grand nombre d'accidents *très divers*, déterminés par les injections des levûres.

Nous étions presque découragés de ces phénomènes, quand la réflexion nous vint que, si c'était la levûre elle-même qui tuait nos animaux, ceux-ci auraient dû tous périr de la même mort ou par un mécanisme semblable, tandis que nous constations les accidents les plus variés.

Nous examinâmes alors de plus près les ferments du commerce que nous employions, & nous vîmes ces *levûres du commerce* chargées d'impuretés, telles que des *levûres sauvages,* des bactéries visqueuses (pédiocoques & leuconostocs), des bacilles acétiques, butyriques, lactiques, des sarcines, des crenothrix.

Nous comprîmes la nécessité absolue de fabriquer des ferments à l'abri de l'air libre, & de n'employer que de l'air & des moûts stérilisés.

Il fallait aussi sélectionner ces ferments & ne prendre que les plus petits & les plus actifs. C'est ce que nous devions faire.

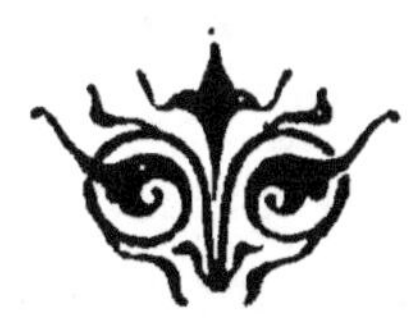

CHAPITRE XIII

Levûres pures & appareils pour leur emploi.

Les levûres destinées à l'usage thérapeutique doivent être d'une part absolument inoffensives, d'autre part douées de leur maximum d'activité, ce qui peut se traduire de la façon suivante : *être pures et sélectionnées.*

Nous avons déjà dit, en effet, que les levûres du commerce étaient un mélange de saccharomyces divers, de levûres non ascosporées, de diverses natures, de moisissures variées, & qu'elles contenaient en outre, libres ou déjà englobées, de nombreuses bactéries. On comprend sans peine que des levûres semblables introduites dans un organisme puissent être inefficaces & n'être point inoffensives.

L'énumération des éléments divers qu'on peut retrouver dans ces produits commerciaux est des plus suggestives à cet égard. On

rencontre en effet, outre des *saccharomyces*
proprement dits appartenant à des espèces
variées, des *levûres sauvages* qui sont loin
d'avoir les mêmes propriétés de fermentation

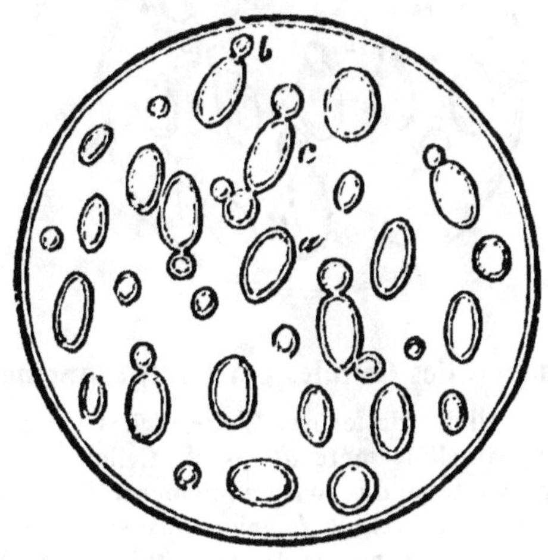

Saccharomyces cerevisiæ *pur*, forme de conidies.

   a. Cellule de levûre jeune, à forme ovoïde de coni-
die, forme ordinaire de la fermentation anaérobie. —
b. Bourgeons attachés à la cellule mére. — *c.* Bourgeons
restant accolés à la cellule mére et se reproduisant
eux-mêmes par bourgeonnement. (Indice de fermentation rapide.)

& dont les produits solubles diffèrent sensiblement. En dehors de ces levûres dont le
mélange ne peut rendre le produit nocif, s'il
en diminue la valeur & l'activité, on rencontre aussi des bacilles lactiques, acétiques,
butyriques, des bactéries dites *visqueuses (pédio-*

coques et leuconostocs), des sarcines, des creno-thrix.

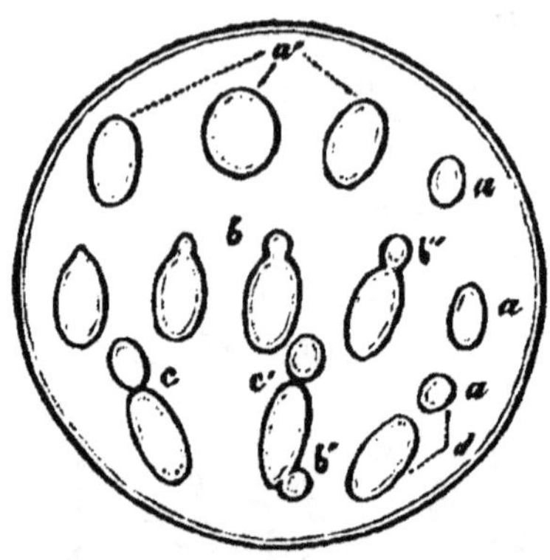

Reproduction des Cellules par bourgeonnement.

a. Jeunes cellules de levûre. L'une d'elles vient de se détacher de la cellule mère *d.* — *a'.* Cellules adultes. — *b.* Premier stade du bourgeonnement. Il se forme en un point de la cellule (quelquefois sur plusieurs) une légère saillie qui augmente, se rétrécit à la base, mais il n'y a encore qu'un seul protoplasma. — *b'.* On voit se former deux protoplasmas distincts, mais il n'existe pas encore de membrane visible entre les matières protoplasmiques. — *b''.* On voit apparaître une double ligne, très légère, de séparation entre la cellule mère & la cellule embryonnaire. — *c.* & *c'.* La séparation des deux cellules est accomplie mais elles restent encore accolées l'une à l'autre. — *d.* Le bourgeon se détache de la cellule mère pour devenir une jeune cellule indépendante.

Parmi les moisissures, des *botrytis*, des *penicillums;* des *aspergillus;* des *mucors* nombreuses *(mucedo, racemosus, erectus, circinelloïdes, stolonifer);* des *monilia;* des *oïdiums;*

des *chalara;* des *démaliums;* des *cladospo-riums,* &c.

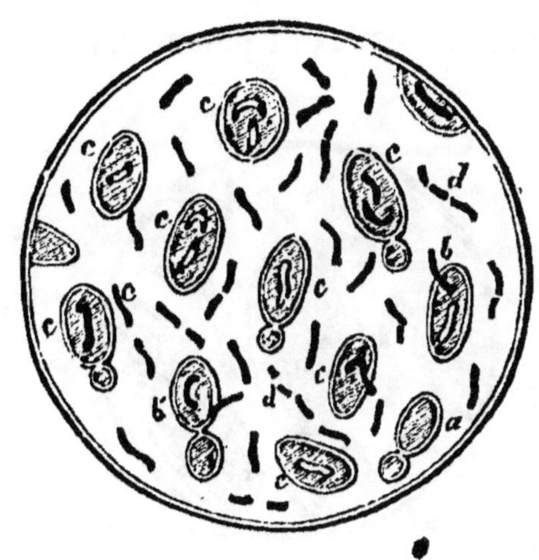

Saccharomyces cerevisiæ et Bactéries (*B. Termo*)
(*avant la fermentation*).

a. Cellule sans bâtonnet englobé. — *b.* Cellule à bâtonnet englobé & dans laquelle pénètre une deuxième bactérie. — *b'.* Autre cellule déjà parasitée & où commence à pénétrer une autre bactérie. — *c.* Cellules à microbes englobés. On remarquera que celle à droite & en haut du dessin, en voie de bourgeonnement, est en libre communication avec le bourgeon. — *d.* Microbes libres se reproduisant par scissiparité. — *e.* Microbes libres & mobiles.

Ajoutez à cela les germes de l'air, répandus dans le lieu de fabrication des levûres ou de leur mise en usage ; & l'on voit combien peuvent être complexes & sujettes à caution de pareilles levûres impures, toutes différentes les unes des autres.

De semblables produits ne sauraient être admis dans l'emploi thérapeutique, d'autant plus que la plupart des cellules de levûre y sont déjà parasitées & ont perdu par conséquent

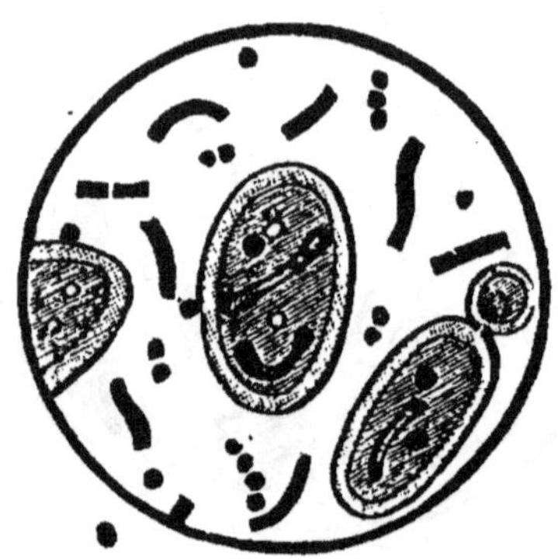

Schéma du renflement en massue de batonnets englobés.

la presque totalité de leurs propriétés phagocytaires. Elles sont comme une sangsue qui vient d'être gorgée du sang d'un malade, & qu'on emploierait telle quelle pour pratiquer une saignée sur un autre malade.

La nécessité des levûres pures, au point de vue physiologique comme au point de vue botanique, s'impose sans conteste.

On comprend sans peine les incertitudes & les ennuis que nous avons rencontrés au début de nos expériences. Ils nous ont amenés à

fabriquer nous-mêmes, pour nos expériences
d'abord & ensuite pour nos essais de thérapeutique humaine, les levûres dont nous avions
besoin.

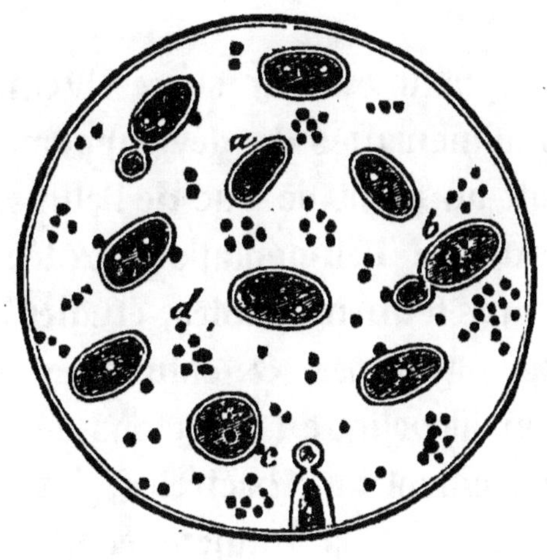

Saccharomyces cerevisiæ et Staphylococus aureus.

a. Cellule de levûre sans microbe englobé. — *b*. Cellules de levûre contenant des staphylocoques à l'intérieur. — *c*. Staphylocoques extérieurs à la cellule &
accolés à la paroi. — *d*. Staphylocoques libres.

Cette préparation des ferments & surtout leur
conservation à l'état de pureté absolue était
chose difficile & délicate.

Il fallait obtenir des types purs, étudier
ensuite leurs propriétés respectives, faire choix
de la race la plus active & la plus appropriée
à l'usage que nous voulions en faire, étudier

la composition du moût le plus favorable à son développement & conserver ensuite cette race à l'abri de toute contamination.

De là, une étude qui n'a été terminée qu'après plusieurs années d'expériences quotidiennes.

Il nous a fallu essayer successivement les conditions alimentaires du développement des levûres, tant au point de vue de l'alimentation minérale que de l'alimentation azotée, faire choix des corps fermentescibles, étudier l'action des agents physiques & chimiques sur la fermentation alcoolique (rappelons en passant que, contrairement aux bactéries, les levûres ne craignent point la lumière & que la fermentation alcoolique — toutes choses égales d'ailleurs — se fait plus rapidement dans un endroit éclairé que dans un lieu obscur), l'influence de la pression sur la vitalité des levûres, &c., &c.

Toute une série de considérations tirées de la température de formation des ascospores, de l'influence de cette température sur la vitalité des espèces levûriennes à l'état de cellules végétatives ou de spores ; les commodités de préparation de milieux nutritifs & de véhicules injectables, &c., &c., nous ont amenés à faire choix du *Saccharomyces cerevisiæ* à fermentation haute comme levúre thérapeutique.

Nous blâmons l'emploi des mêmes cellules à fermentation basse.

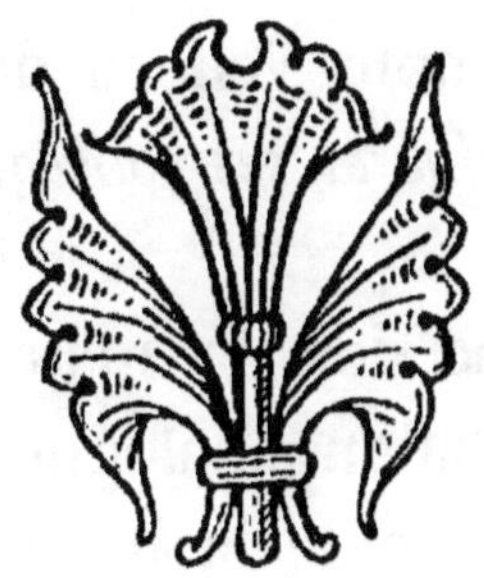

CONCLUSIONS

De tout ce que nous venons de dire sur la *fermentation humaine et ses conséquences*, il est aisé de conclure :

1º Que l'homme doit la matérialité de sa vie à une fermentation analogue à celle que nous voyons dans toute la nature. Il résume dans sa personne les deux parties essentielles à toute fermentation, le moût & la cuve (fermentation aérobie) ; cette fermentation à l'air est accompagnée d'une fermentation à l'abri de l'air (fermentation anaérobie).

Cette dernière se passe dans les éléments cellulaires eux-mêmes, & a pour terme final non pas l'eau & l'acide carbonique, mais les déchets azotés & en particulier l'*urée*.

2º On peut donc, sans entrer dans de nombreux détails qui compliqueraient nos démonstrations, réduire les fermentations qui s'accomplissent en nous, comme il suit :

a. Les fermentations par oxydations directes & indirectes, qui s'accomplissent, quand il y a fixation d'oxygène sur les molécules. Ces ferments sont dits alors oxydants, comme *la laccase*.

b. Les fermentations par hydratation ou fixation d'eau sur les molécules : ce sont les ferments hydrolysants. La fermentation alcoolique est de ce nombre.

c. Les fermentations par réduction, ou par désoxydation de la molécule : ce sont les ferments dits *réducteurs*. Les fermentations intestinales en donnent un exemple, dans la barégine ou sulfuraire transformant le sulfate de chaux des eaux en sulfure de calcium.

C'est en lui que l'homme doit fabriquer son alcool, et que celui-ci au fur et à mesure est utilisé quand il naît.

La plus illogique des erreurs consiste donc à absorber par l'estomac des liquides déjà fermentés.

Nous ne devrions faire entrer dans le corps humain que des éléments fermentescibles & non des produits déjà morts.

Le liquide fermenté a déjà en partie produit la mort des cellules qui l'ont engendré &

F. H.

atténue la vitalité de celles qui peuvent rester. *C'est donc un produit de mort et non de l'eau de vie.*

L'alcool fabriqué sous forme de vin, bière, cidre, &c., est un médicament... *Tout ce qui a cessé de fermenter n'est pas un véritable aliment.*

L'étude de la vie, en tant que fermentation, nous conduit donc fatalement à l'anti-alcoolisme, à l'absorption de l'eau & de tout ce qui favorise les fermentations aérobies [1].

Nous n'irons pas jusqu'à conclure au *végétarisme absolu,* bien que nous y voyions de grands avantages, comme prophylaxie anti-cancéreuse, & anti-tuberculeuse.

Nous ne saurions trop recommander qu'il soit fait une très large place aux féculents & aux matières sucrées, fruits de toute espèce.

Même pour les diabétiques, à la condition qu'ils se servent abondamment de *ferments en poudre,* l'expérience chimique & de nombreuses observations nous démontrent qu'il n'y a point

---

[1] Une boisson que nous recommandons souvent, c'est l'eau additionnée de principes fermentescibles, comme l'*orge germée,* ou encore le vin doux, le jus de fruits mûrs, &c., &c. ; c'est alors en nous que se fabrique l'alcool, surtout si nous ajoutons des levûres ou poudre de ferments.

lieu de les soumettre rigoureusement aux régimes de Bouchardat, Lécorché, &c., pourvu qu'il y ait de l'exercice au grand air, des échanges nutritifs suffisants, ce qui se constate par une analyse d'urine assez souvent renouvelée.

A cette condition, nous avons de grandes chances de n'absorber qu'au fur & à mesure de nos besoins les principes dont nous devons nourrir chaque molécule du corps.

Il y a plusieurs espèces d'alcools divisés suivant leur origine :

L'alcool *éthylique* dont la formule est

$$C^2 H^6 O$$

est le moins mauvais des alcools, celui qui est le produit de la distillation du vin ; il s'accumule dans certains organes, comme le foie ou le cerveau dont il paralyse d'abord & atrophie ensuite les cellules. Il enivre *gaîment.*

L'alcool *amylique* tiré des féculents a pour formule

$$C^5 H^{10} O^2$$

il est vénéneux, même à petite dose ; il enivre *stupidement* & amène rapidement à l'*abrutissement.*

L'alcool *méthylique* ou *ligneux* est dit alcool

à brûler, CH^4 O : il est tout à fait impropre à la consommation ; il se tire du bois.

L'industrie s'ingénie à trouver les moyens de produire les alcools par synthèse : elle y arrivera probablement. Il sera alors à vil prix.

Espérons qu'avant ce moment les notions exactes auront pénétré dans les esprits, & que l'homme aura appris à ne point se servir davantage des alcools pour usage interne, qu'il ne se sert du gaz hilarant (protoxyde d'azote), de la morphine, absinthine ou autres *médicaments* connus.

On ne pourra jamais empêcher le suicide violent ou lent qu'en faisant l'*éducation rationnelle de la volonté*[1], & en donnant aux hommes des notions exactes de leur destinée pendant leur passage à travers la *Matière Vivante*.

[1] Paul-Émile LÉVY, *De l'éducation rationnelle de la volonté*, 1 vol. in-4°, Alcan, Paris.

ADDENDUM

UN MOT DE LA FERMENTATION LÉTHALE
OU FERMENTATION APRÈS LA MORT

Tous les phénomènes de la vie sont ramenés aux oxydations multiples, aux échanges nutritifs. Tant que nos cellules vivent & se régénèrent au contact de l'oxygène de l'air, nous vivons ; dans la maladie, nous pouvons vivre mal, mais nous vivons.

A la mort, c'est-à-dire, à l'instant où les derniers échanges ont eu lieu entre l'air extérieur & le sang à la surface pulmonaire, après la dernière expiration, tout se modifie.

Ce qui caractérise la mort, c'est la suppression absolue de ces fonctions essentielles.

Chaque cellule peut rester *vivante individuellement* pendant un certain temps, mais n'obéissant plus aux centres nerveux & ne leur transmettant plus aucune impression. *Chaque cellule vit pour son compte,* avec les éléments qu'elle renferme; mais cette vie est courte, & sa décomposition même ou sa désagrégation constitue une dernière fermentation qui s'appellera la *putréfaction.*

C'est pour éviter cette fermentation dite *putride* qu'on embaume les cadavres ou qu'on les incinère.

L'embaumement par substances aromatiques ou antiseptiques, coagulantes de l'albumine, a pour effet d'empêcher les fermentations secondaires & d'entraver l'action des moisissures & des microbes. Ceux-ci proviennent de l'intérieur de l'organisme avant la mort, du milieu ambiant, ainsi que les larves de mouches, vers, insectes, &c., &c.

Les fermentations secondaires qui se font après la mort ont pour but de ramener aux principes minéraux les éléments cellulaires qui ont cessé de vivre.

En présence du cadavre qui n'a plus de température propre, on ne peut plus voir l'être organisé : il n'y a plus que de l'albumine, des principes minéraux, des gaz, des carbones, de l'ammoniaque, &c... Les microbes & les vers de terre, les larves, les animaux de tout genre peuvent aider à la restitution de la matière au

Grand Collecteur des forces de la Nature, dont elle a été distraite pendant un temps très limité.

C'est ici que le fameux adage chrétien reçoit son application : *Memento, o homo, quia pulvis es, et in pulverem reverteris.*

Ce retour à la poussière minérale est la Loi.

LIVRE II

APPLICATIONS

DE LA MÉTHODE DES FERMENTS PURS

> « Injections de la Vie
> Et non plus de la Mort. »

Nous sommes les premiers qui avons introduit *méthodiquement* les *ferments* dans la thérapeutique humaine.

Nos travaux sur ce sujet datent de plus de dix ans, & nos succès n'ont pas varié : ils sónt considérables & indéniables.

La méthode des *ferments purs* a droit à toute l'attention des savants, comme à tous les respeɕts des médecins.

Elle est la méthode de l'avenir, dans un très grand nombre de cas pathologiques : la simplicité qui préside à son emploi la rendra familière à la médecine officielle.

Déjà, elle a de fervents adeptes en France, en Angleterre, en Suède, en Autriche, en Russie : mais elle nous est revenue plusieurs fois mal conçue, mal appliquée, & nous supplions nos confrères français ou autres de ne point nous déposséder & surtout de ne pas nous travestir.

Qu'on laisse notre Méthode pure, telle que nous l'avons mise au monde scientifique !

Ceux qui prétendent que la vulgaire levûre de bière, de vin ou de cidre peut rendre des services à la thérapeutique se trompent & font courir des dangers à ceux qui les écoutent.

Les levûres fabriquées à l'air libre sont fatalement impures, contiennent une grande quantité de microbes, quelques-uns pathogènes : il est donc dangereux de les faire *avaler* & surtout de les *injecter*.

Tout médecin, tout malade doit savoir cela.

Nous dirons ici en quelques mots, avant d'entrer dans les détails relatifs aux diverses maladies : 1º l'action des *ferments purs* sur l'homme sain ; 2º l'action des mêmes ferments sur l'homme malade.

I. Action des ferments purs sur l'homme sain.

Les ferments chez l'homme sain développent l'activité cellulaire en général ; d'où :

1º Sensation d'énergie, de vigueur & de

bien-être, accélération du pouls & surcroît de résistance à la fatigue ;

2° Appétit plus développé, digestion rapide, fonctions intestinales plus régulières.

Quand les *ferments purs* sont introduits par injection hypodermique chez l'homme sain, il y a :

1° Après quatre heures, frisson plus ou moins développé, comme dans toute invasion humaine par des micro-organismes ;

2° Légère augmentation de température variant entre 37° 5 & 38° 6.

3° A l'augmentation de température succède une période de dépression de peu de durée, avec légère courbature.

4° Le taux de l'urée des vingt-quatre heures est diminué, au lieu d'être augmenté, comme dans la fièvre.

C'est donc une réaction sans fièvre réelle qu'éprouve le sujet injecté par les ferments purs.

Tout rentre dans l'ordre après ces phéno-mènes.

2. — *Action des ferments purs sur le malade.*

Il faut distinguer les malades qui ont de la fièvre de ceux qui ne l'ont pas.

Chez les malades sans fièvre, les effets sont sensiblement les mêmes que chez l'homme sain.

Il y a peut-être plus de retentissement général & local.

Dans l'état général, il y aurait peut-être plus de courbature, & celle-ci serait d'une durée plus longue.

Dans l'état local, à l'endroit où a été faite la piqûre, la peau rougit, se tend & prend tous les signes d'une inflammation ordinaire : il se fait une leucocytose abondante, comme après une vaccination qui prend pied.

Dans ce cas, nous nous contentons de masser légèrement avec de l'huile, ou d'appliquer un cataplasme de fécule. Après quelques jours, tout se dissipe & prend l'aspect normal.

Chez les malades avec fièvre antérieure, il y a, après les quatre heures, frisson, augmentation de température qui ne dépasse guère la plus forte déjà obtenue pendant la maladie.

Il y a presque aussitôt changement dáns la *marche classique de la maladie* qui était la cause de la fièvre antérieure. Les heures changent, les abattements consécutifs sont moindres, *le malade ne se dénourrit plus* autant.

Comme les ferments combattent les causes du mal, la fièvre finit par tomber & la convalescence commence.

La fièvre n'est donc jamais une contre-indication au traitement par les ferments purs.

L'idée d'introduire dans le corps humain des micro-organismes vivants a tenté les plus grands savants.

Nous ne citons ici que les efforts du professeur Cantani de Milan & du professeur Bouchard de Paris.

Le premier, ayant cru voir dans le *baélérium termo* (microbe de la décomposition) un être inoffensif & cultivable en milieu humain, fit des essais dans cette voie.

Il fut obligé d'y renoncer bientôt ; car si le microbe est lui-même inoffensif, ses produits ne le sont pas. L'ammoniaque provenant de ses sécrétions est une sorte de poison.

Cantani fut donc déçu dans son espoir d'opposer un microbe inoffensif à ceux qui étaient nocifs.

M. Bouchard essaya, dans le même chemin, l'injeélion du *bacille pyocyanique ;* mais il ne tarda pas à échouer dans ses essais, & il reconnut lui-même que ce bacille produisait des poisons du cœur.

Ce qui fait l'immense supériorité de notre méthode, sur toutes les autres du même ordre, c'est :

1° Que nous avons trouvé le micro-organisme en harmonie avec la fermentation humaine normale.

Le saccharomyces cerevisiæ, Pastorianus, Backerinus, disent nos élèves pour désigner celui que nous avons sélectionné & épuré, convient admirablement au moût humain.

2° Les produits de sécrétion de nos micro-organismes sont l'alcool à l'état naissant, rapidement éliminé. Ils ajoutent une vitalité nouvelle à la vitalité acquise. Ils sont essentiellement inoffensifs.

3° Nos ferments continuant à vivre plusieurs mois dans l'individu injecté, nos injections peuvent être rares (de 10 à 20 jours); elles peuvent être courtes (de un demi à un centimètre cube).

Ces avantages sont inappréciables.

3. — *Division nouvelle des maladies. — Substitution de la fermentation normale à la fermentation morbide.*

L'une des conséquences logiques qui se dégage de notre étude sur *la fermentation humaine,* c'est la nécessité de changer la classification si défectueuse des maladies humaines en *internes* & *externes.*

Les médecins sont frappés, quand ils ouvrent leurs livres de pathologie, de voir que toutes les maladies internes ont des symptômes externes, telles la rougeole, la variole, la scarlatine, la fièvre typhoïde, &c... C'est du reste pour cela qu'on a proposé déjà de diviser les maladies en maladies *médicales* & maladies *chirurgicales.*

Il est vrai que partout on agit, comme si médecine & chirurgie n'exigeaient plus les mêmes connaissances. C'est une erreur.

La *spécialisation,* très à la mode, sera peut-être plus en vogue encore pendant les vingt premières années du vingtième siècle ; mais on reviendra à l'harmonie, c'est-à-dire à la consécration des doctrines simples qui suppriment les trois cinquièmes des opérations & ramènent la santé à sa véritable définition de fermentation normale.

A cette époque, le médecin sera un aide de la Nature, & non, comme aujourd'hui, son contradicteur en supprimant souvent des organes dont il méconnaît le but & les raisons.

La substitution d'une fermentation saine à une fermentation malsaine doit devenir la note dominante de toute la thérapeutique humaine.

L'application de ce principe, au moment où commencent des fermentations anormales, supprimerait la plupart des maladies.

Nous proposons donc, pour être conséquents, de diviser toutes les maladies en *maladies chimiques* & en *maladies microbiennes* ou *parasitaires*. Les autres sont des maladies *mécaniques* fractures d'os, contusions, chocs, &c. Nous comprenons sous ces deux qualificatifs, *chimiques* & *microbiennes*, toute la pathologie animale.

Une grave remarque s'impose ici.

Les *ferments thérapeutiques* ne peuvent point être confondus avec les levûres que mettent sur le marché des brasseurs ou des pharmaciens plus ou moins avides. Pour être *sans danger*, il faut que les *ferments* soient *purs* & d'une conservation parfaite.

Leur préparation est si délicate que nous avons cru faire œuvre humanitaire en leur consacrant nos soins & en leur donnant notre nom.

Nous avons donc introduit dans la thérapeutique moderne :

1º Une poudre (usage interne) renfermant pour les médecins & les malades tous les produits minéraux (phosphates & autres sels), matières glycogènes nécessaires à l'évolution complète des cellules ; en plus, ces *ferments sont vivants*.

Cette poudre est d'une conservation parfaite. C'est la première fois qu'on est arrivé à conserver ainsi des ferments dans toute leur vitalité, sans les altérer dans leur composition chimique.

De l'aveu de tous les biologistes, c'est là un immense progrès sur tous les produits similaires.

Cette poudre peut être considérée comme un aliment complet, beaucoup plus substantiel que tous les laits concentrés, glycérophosphatés, dont le commerce est si considérable.

Cette *poudre vivante* (living powder) doit être tenue à l'abri de l'humidité & de la trop grande chaleur.

Elle ne fermente qu'à la température humaine de 32º à 40º.

2º Une *poudre* (usage externe) dite *cicatri-*

sante. Placée ou mieux *semée* sur une plaie, préalablement bien lavée avec de l'eau bouillie, cette poudre constitue une sorte de greffe. La rapidité de la cicatrisation n'est pas comparable à celle qu'on obtient avec les antiseptiques connus.

C'est de l'*aseptie fermentescible*, c'est-à-dire une restauration cellulaire du tissu ulcéré.

Cette poudre a été expérimentée avec un succès constant depuis six ans.

Elle diffère de la première par quelques détails de formule.

3° Nos *peptones de ferments* sont, à l'analyse, beaucoup plus riches en azote que les plus estimées des productions similaires ou peptones de viandes, &c...

4° Nos *tubes nutritifs* sont composés des sels ordinaires qui entrent dans la composition des *sérums artificiels*, en solution dans les liquides de ferments peptones. Ils sont stérilisés à l'autoclave & injectables.

Nous croyons que c'est la première fois qu'on a pu injecter impunément des peptones liquides sous la peau.

Beaucoup de nos malades appellent ces injections nutritives *leur repas par la peau.* C'est presque exact.

Tous les médecins qui s'en sont servis sont stupéfaits des résultats reconstituants.

Les injections de *peptone de viande* ont été impraticables à cause des ptomaïnes nuisibles ; les peptones de ferments n'ont aucun de ces inconvénients, à condition qu'on se serve de nos *cartouches aseptiques*.

Ces cartouches aseptiques suppriment *toute aspiration dans l'air* & par conséquent n'entraînent aucune impureté dans le liquide à injecter. Beaucoup de monde connaît en France & à l'étranger notre seringue spéciale.

La cartouche est préparée d'avance & ne sert qu'une fois.

C'est un petit tube en *verre* épais étiré en pointe à une de ses extrémités. Dans la partie large on introduit à frottement dur un petit disque de caoutchouc (d'une formule spéciale lui permettant de se rétracter à chaud & de faire à froid une fermeture plus hermétique : dans sa composition, bien entendu, ne rentre aucun principe minéral nuisible ou soluble dans le liquide). Ce bouchon-piston est enfoncé dans le tube jusqu'à l'étranglement. Le tube armé de son bouchon est stérilisé à 120° à l'autoclave dans de petits récipients *ad hoc*. Sa contenance intérieure est de deux centimètres cubes.

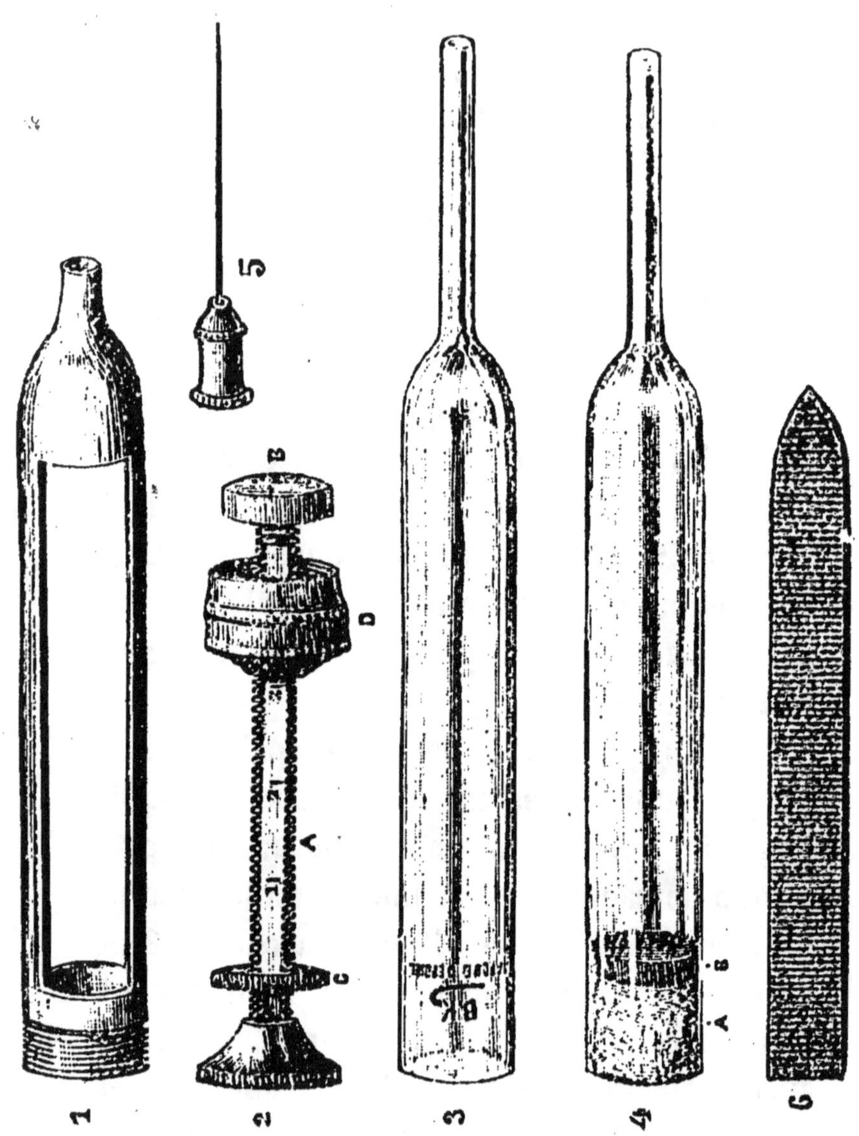

Cartouche aseptique & seringue à injection hypodermique
du Dr de Backer.

¹ Mandrin. — ² Tige. — ³ Tube vide. — ⁴ Tube plein & bouchon-
piston. — ⁵ Aiguille. — ⁶ Lime.

I

MALADIES

DUES A L'ALTÉRATION CHIMIQUE DU MOUT HUMAIN
OU MALADIES CHIMIQUES

Ainsi qu'on le peut concevoir, ces maladies ne sont point excessivement nombreuses, la plupart des modifications défectueuses du moût provenant par une invasion microbienne ou par atavisme.

Le *milieu humain* est par lui-même, avons-nous dit souvent, un milieu aseptique, dont le chimisme est à peu près toujours le même. Il peut cependant être, par atavisme, par certaines maladies des parents, plus ou moins riche en éléments minéraux, en acides, en principes albuminoïdes, en produits toxiques : on peut naître goutteux, herpétique, syphili-tique, &c.

Nous croyons pouvoir désigner comme maladies chimiques du moût humain les suivantes :

ACIDITÉ, ACRETÉ DU SANG

Ce que les anciens attribuaient à une certaine acidité ou *acreté* du sang est tout à fait erroné ; les humeurs sont par leur nature alcalines. Claude Bernard a démontré que l'animal meurt, avant que les humeurs ne décèlent une réaction franchement acide.

L'empoisonnement existe, dès qu'une cause quelconque vient distribuer trop d'acidité dans l'économie. Un grand nombre de cultures microbiennes ont une tendance à acidifier les milieux où les micro-organismes se développent : c'est une des causes de la perturbation que la plupart des maladies microbiennes engendrent dans les tissus.

Le public confond sous le nom d'acreté du sang les acnés, les eczémas, les boutons de toute nature. — Quoiqu'il en soit, toutes ces manifestations indiquent un trouble chimique du moût humain.

Les ferments seront pris quatre fois par jour.

AGE CRITIQUE

Cet âge existe pour les deux sexes entre quarante-cinq & cinquante-cinq ans.

La suppression de la fonction ovarique chez la femme a longtemps fait croire que l'âge critique était son apanage : il n'en est rien, & tout homme fera bien de considérer qu'il est, comme tout organisme vivant, sujet à un âge de crise.

Cette *crise* de l'âge arrive pour chacun, quand, par suite d'une activité continue, de grands efforts ou d'un surmenage, les principaux organes, cerveau, poumons, cœur, demandent un repos mérité.

Vers les âges dont nous parlions plus haut, il y a une lassitude qui se traduit par des *oxydations* ou *fermentations* plus lentes, par des phénomènes d'échanges nutritifs incomplets. Ces phénomènes retentissent sur les centres nerveux, sur le poumon, sur le cœur, — ces trois organes surnommés à juste titre *trépied vital*, puisqu'on ne peut mourir que par l'insuffisance de l'un d'eux.

Il faut que chacun sache que vers la cinquantaine, *un cran d'arrêt* s'impose dans l'effort cérébro-spinal, pulmonaire & cardiaque.

Ne pas comprendre ce précepte médical, c'est s'aveugler volontairement, c'est vouloir périr dans la lutte, avant que l'âge des cellules ne vienne imposer sa loi & que les forces de la nature ne soient épuisées.

La femme ou l'homme qui reconnaît cette loi de l'apaisement organique à la cinquantaine, est presque sûr de doubler ce *cap vital* & d'atteindre une vieillesse sans infirmités.

Nous allons plus loin & nous disons qu'on pourrait, en organisant sa manière de vivre dès que sonne l'heure du repos, éviter les maladies qui atteignent les organismes en ralentissant les fermentations, supprimer les cancers, les diabètes sucrés, les dégénérescences calcaires ou graisseuses, par des régimes *scientifiquement* & *instinctivement* établis.

La science, qui pénètre dans l'intimité des combinaisons chimiques & biologiques intra-humaines, peut préciser quels sont les aliments qui nous conviennent ; l'instinct de chacun ne doit pas non plus être dédaigné. Tout individu doit à ce moment se recueillir, s'examiner, faire un sérieux retour sur lui-même, *consulter son instinct,* sans se laisser égarer par la passion.

Il pourra ainsi se rendre compte de ce qu'il digère le plus vite, de ce qu'il assimile le mieux : il modérera l'emploi des viandes, prendra beaucoup plus de légumes & de fruits, supprimera graduellement l'alcool, le vin, les bières, ne prendra jamais rien en dehors des repas.

Il agira de même pour les exercices physiques : il fera plus de promenades à pied que de sports, prenant pour base une marche régulière & non celle qui exige un 'effort. Quand celui-ci sera entrepris, il le sera dans une mesure convenable.

Nous faisons la même remarque pour les travaux du cerveau, la tension nerveuse dans les spasmes vénériens : c'est à chacun à entendre & à suivre l'instinct, *sans passion.*

Ce qui tue le plus souvent, c'est la passion qui empêche de reconnaître à temps ce qui est nuisible ou utile.

L'alcoolique ne veut pas se passer de la tension sanguine que lui donne sa dose d'alcool : elle lui apparaît comme un besoin. Le voluptueux recherche la surexcitation cérébro-spinale dont il a fait une habitude. L'ambitieux se résout difficilement à ne pas poursuivre le but de ses désirs. Le jouisseur ne peut abandonner son amour du luxe & du confortable, cause pour lui d'une lutte acharnée dans les affaires.

L'effort moral pour se défaire d'une passion est-il plus grand que les labeurs nécessaires pour la satisfaire ?.... Grave question, dont la solution serait pour chacun de nous la plus intéressante, & que l'on évite presque toujours d'aborder !

Examinons brièvement les phénomènes principaux de l'âge critique, chez la femme d'abord, puis chez l'homme.

F. H.   8

Chez la Femme. — Quelquefois, longtemps avant la cessation des fonctions ovariennes, s'annoncent, par des troubles de nutrition, les phases critiques de la vie féminine. Depuis la puberté jusqu'à l'âge très mûr a régné en maître l'utérus. « La femme est une matrice avec des organes autour, » disait le professeur Peter, traduisant l'aphorisme d'Hipprocrate : *Propter uterum nascitur mulier*. Pendant plus de trente ans, la maternité a été l'objectif de la constitution féminine. C'est elle qui a fait tout son être, au physique & au moral.

Les lois de la Nature sont indestructibles, & quand l'instinct maternel n'est pas matériellement assouvi, il s'éveille encore plus grand, plus profond, plus impérieux dans la charité ; il y prodigue des tendresses & des dévoûments plus sublimes que dans l'espèce d'égoïsme qu'est, somme toute, la création d'une seule famille.

Dans celle-ci, la femme combat comme l'animal pour ses petits ; ce quelque chose faisant partie d'elle-même, vivant de sa vie, suffit à son expansion. Dans la large & ample conception de l'humanité que les femmes vouées à Dieu comprennent, se trouve une sorte de maternité supplémentaire, d'autant plus vaste qu'elle ne s'appuie point sur la fibre sensuelle, ni sur l'organe générateur.

Il en pourra parfois surgir certains désordres pour les organes, parce qu'il n'y a point équilibre entre les dépenses physiques dans l'activité & l'acquit dans l'alimentation ; mais nous ferons remarquer de suite que là où a régné la sobriété, l'abstinence ou le jeûne, la compensation s'établit, & l'on ne voit survenir que très exceptionnellement les cas de *dystrophie,* de diabète, de cancer que nous observons si souvent dans le monde. Nous l'avons dit ailleurs [1], nous avons rencontré très rarement le cancer utérin chez les vierges ; nous l'avons rencontré très fréquemment chez les femmes qui, placées dans les conditions voulues pour avoir un certain nombre d'enfants, avaient volontairement limité ce nombre à un ou deux.

Dans cet ordre d'idées, nous avons même écrit un chapitre sur la proportion du cancer & la dépopulation, montrant que les *pratiques malthusiennes,* cause de l'une, sont cause de l'autre. La nature se vengerait, en quelque

[1] *Le cancer*, par le Dr de BACKER, 1 vol. In-12, *Revue de l'Asepsie*, 5, rue de la Tour-des-Dames, Paris.

sorte, en substituant le cancer, que nous avons appelé *fœtus anormal,* au *fœtus normal,* dans les pays où la dépopulation voulue est manifeste.

Tous les organes de la femme, pendant plus de trente ans, gravitent donc autour d'un seul, & celui-ci ne s'atrophie que par une sorte d'alanguissement général, défaut de la nutrition, ralentissement des échanges nutritifs, fermentations incomplètes.

Les conséquences d'un tel état sont une tendance aux stases sanguines, à la réplétion des veines qui renferment plus d'acide carbonique : il y a défaut d'équilibre entre l'oxygène absorbé & l'acide carbonique rendu avec la vapeur d'eau. Le glycogène n'est plus oxydé ; il s'accumule plus ou moins dans le sang. Dès lors il y a effort où il y avait simple travail ; les glandes sudoripares sont obligées de fonctionner en suppléance de l'insuffisance des poumons : d'où l'essoufflement, d'où les transpirations faciales, qu'on constate à l'âge critique.

Le sang reste aussi chargé d'une quantité de déchets qui tous les mois s'éliminaient (Charrin) ; il faut donc que les autres exutoires fonctionnent davantage. Cette considération nous amène à la conclusion pratique suivante : activer toutes les fonctions éliminatrices de l'intestin, des reins, de la peau, des poumons, du cerveau.

L'*intestin* sera surveillé particulièrement. Deux fois par mois, une purgation par des moyens qui seront *très variés,* car l'on sait combien cet organe subit rapidement la loi des accoutumances.

Les *pilules de fiel de bœuf* ont ici une application des plus sérieuses. Elles provoquent les selles en aidant le foie dans ses attributions. Nous y avons souvent recours pour toutes les personnes qui sont arrivées à l'âge critique.

Les *reins* seront fréquemment lavés par des boissons abondantes & rafraîchissantes, comme les tisanes froides de chiendent, de queues de cerises, additionnées de sel de nitre. Le lait, s'il est toléré à haute dose, peut être ici très utile.

La *peau* sera gardée dans un état de grande propreté, par des bains fréquents qui empêchent les pores de s'oblitérer.

Les bains alcalins au sous-carbonate de soude sont à conseiller. On provoquera la sudation par les exercices à pied de préférence.

Les *poumons* seront l'objet de soins spéciaux par les exercices de gymnastique respiratoire.

L'iodure de sodium en potion journalière à la dose de un à trois grammes sera d'une grande utilité pendant quelques mois avec interruption à chaque quinzaine. En donnant au sang une fluidité plus grande, ce qui paraît incontesté, l'iode contribue à procurer une sur-activité à la circulation pulmonaire où il semble exercer une action élective d'oxydation.

Le *cerveau* sera également observé. On se gardera d'appeler le sang vers cet organe : on l'amènera ailleurs par un fonctionnement régulier de tous les autres, estomac, foie, intestins, muscles, &c... On ne s'occupera que très peu d'affaires. On se débarrassera des soucis, on songera à la retraite complète ou incomplète, on se bercera dans une douce philosophie, d'autant plus facile qu'on aura vu, par l'expérience de la vie, combien *peu* sont les besoins réels, combien *tout* deviennent les besoins factices.

Ces derniers nous demandent souvent un grand effort pour nous en séparer. Faisons cet effort ; c'est la meilleure garantie du repos.

Un des caractères principaux de l'âge critique chez la femme, c'est le retour dans le sang d'une partie des principes qui l'empoisonnent.

M. Blondel a démontré que la chlorose est cette intoxication ; nous sommes absolument de son avis. Aussi, rien n'est moins rare que le retour de la chlorose juvénile, à l'âge dit de retour. Les mêmes phénomènes de pâles couleurs ont fait confondre quelquefois cette intoxication passagère avec la teinte jaune-paille des cancéreuses.

Dans ce cas comme dans celui de la chlorose des adolescentes, il faut activer *avant tout* les fermentations organiques & les échanges nutritifs.

L'expérience nous a montré que les *ferments vivants* que nous employons sont d'une très grande efficacité.

Le *foie* de la femme doit être soigné à l'âge critique, car il se trouve souvent congestionné : les coliques hépatiques, les congestions passives, les obstructions veineuses sont fréquentes à cet âge ; — & c'est contre ces divers états du foie que nous préconisons les pilules de fiel de bœuf.

On remarquera qu'à l'âge critique, il y a peu de tendance à la purulence en cas d'inflammation, mais beaucoup plus à l'organisation du tissu embryonnaire cancéreux. Ce signe est caractéristique du ralentissement des fermentations. Sur cent cancers, soixante-dix-huit se développent vers cet âge.

CHEZ L'HOMME, l'âge critique s'annonce d'une façon moins frappante ; cependant, ceux qui y échappent sont rares, surtout parmi ceux qui ont été des lutteurs dans la vie.

Chez l'homme des champs, dont le cerveau n'a point cherché ni encouru de lourdes responsabilités, dont le souci du lendemain a été réduit à son minimum, dont la vie régulière, en plein air, a entretenu les fermentations vitales, l'âge critique pourra passer presque inaperçu.

Mais encore une fois, c'est l'exception.

La règle est que l'homme fasse trêve à ses travaux, à ses soucis, à ses plaisirs, à ses efforts, à ses ennuis, sous peine de déchéance rapide quand l'âge est venu.

La neurasthénie, les indigestions stomacales & intestinales, les vices d'assimilation, les tendances aux congestions passives du poumon, du cerveau, du foie, sont ici manifestes ; & dès les premiers symptômes d'infériorité de résistance, il faut arriver au secours de l'organe atteint.

Dans presque tous les cas, les ferments seront d'un grand secours, & l'on ne doit point hésiter à s'en servir.

Le plus souvent, il suffira d'avaler trois ou quatre cuillerées à café par jour de la poudre de ferments, usage interne, pour rétablir l'équilibre.

AGLOBULIE

État spécial où il y a diminution notable dans le nombre des globules sanguins. Cette affection produit des effets semblables à ceux de l'anémie.

ANÉMIE

État dans lequel il y a abondance de globules blancs : ceux-ci sont cause d'un défaut d'oxygénation, ou de fermentation incomplète, qui détermine un défaut d'activité cellulaire ; dès lors, tous les phénomènes connus de l'anémie se développent.

Dans l'anémie, il est bon de compter les globules sanguins ; — quand ils tombent au-dessous de 80 pour 1000, l'anémie devient très notable : il y a faiblesse & décoloration des téguments.

On a donné contre cet état le fer à petites ou à hautes doses, avec un certain succès ; mais ce succès n'est ordinaire que lorsque l'anémie a pour cause le défaut d'oxydation pulmonaire.

A toutes les préparations ferrugineuses connues, nous préférons *la poudre de manganèse,* à la dose de 0, 10 centigrammes, à prendre au principal repas.

Jamais l'on n'a à craindre avec ce produit les congestions que donnent les préparations ferrugineuses, tant prônées par les réclames de tout genre.

Dans les cas fréquents où l'anémie tient à une trop grande dilution sanguine, il vaut mieux employer les remèdes externes qui appellent le sang à la peau, douches courtes, massages, pétrissages, frictions, &c.

Les ferments en poudre & en injection hypodermique ont ici une action très directe.

ANOREXIE

Sorte d'anémie spéciale à l'estomac & aux voies digestives. — Le malade n'a jamais ou presque jamais faim ; ou bien, quand la sensation se manifeste, elle a passé, pendant le temps requis pour préparer ce qui est désiré.

A ces malades, il convient d'avoir, *tout préparé* & sous les yeux, un petit buffet, composé de viandes froides, oranges, fruits, sandwichs, &c... ; de cette façon, le désir est satisfait, sitôt qu'il apparaît.

Les amers, les toniques sans alcool sont à conseiller.

Contre l'anorexie, on ordonnera aussi quelques gouttes de noix vomique ou quelques dixièmes de milligramme de strychnine par jour de vingt-quatre heures.

CANCER OU CANCÉROSE

Nous avons classé *la cancérose* parmi les *maladies chimiques du moût humain*, pour plusieurs raisons que nous donnons de suite.

1º Pour nous, *le cancer n'est pas un mal local ;* il n'est que l'expression d'un état général ; c'est pour cela que nous parlons de *cancérose* dans tous nos travaux & non pas seulement du *cancer*.

2º La cancérose est une maladie générale caractérisée par un défaut dans la nutrition, un ralentissement considérable des fermentations ou oxydations.

3° La matière glycogène contenue dans le sang, ne se trouvant point suffisamment oxygénée, ne passe plus à l'état de graisse ni d'alcool utilisé & décomposé en acide carbonique & eau.

4° Les fermentations humaines *aérobies* sont ralenties ; par conséquent, les fermentations *anaérobies* le sont également. De là, cette double conséquence : moins d'eau & d'acide carbonique expiré; moins d'urée & beaucoup d'acide urique dans les urines.

5° L'acide urique dans les tissus est la conséquence d'une fermentation anaérobie insuffisante qui n'atteint pas son terme, *l'urée*. L'acide urique constitue le dépôt qui circule dans le sang des arthritiques : il occasionne les accès de goutte, les rhumatismes chez les sujets jeunes; il est la cause des arrêts de la circulation sanguine chez les cancéreux & les scléreux de tout genre.

6° Pour préparer un cancer, il faut l'arthritisme, c'est-à-dire la prédisposition aux *stases sanguines*, grâce à ces fermentations incomplètes.

7° C'est toujours en terrain arthritique que nous rencontrons les dépôts de *matières glycogènes*, le diabète, le cancer, &c,

8º La cancérose est donc une maladie chimique qui altère le moût humain dans sa composition intime, sans qu'on ait besoin d'invoquer l'idée d'un parasite pour expliquer la production du *tissu embryonnaire* dit *cancéreux*.

Dans un travail présenté à la Société du IXᵉ arrondissement, intitulé : *De la cancérose et de son traitement au moyen des ferments purs*[1], nous avons consigné de très nombreux succès obtenus par la *méthode des ferments purs*.

Ces guérisons se sont maintenues pour la plupart depuis cinq ans ; beaucoup d'autres viennent confirmer notre manière de pratiquer, & nous croyons que le moment n'est pas loin où nous verrons cette méthode, officiellement confirmée, & entrer dans la pratique courante.

Les *ferments purs* injectés sous la peau trouvent leur indication constante dans les cas du cancer confirmé, aujourd'hui surtout que la pathogénie du cancer est mieux connue.

[1] Dʳ de BACKER, *De la cancérose et de son traitement au moyen des ferments purs*, Clermont, Impr. Daix frères.

F. H. 9

Un de nos médecins des hôpitaux les plus estimés a démontré que le *pronostic du cancer peut être établi d'après la quantité de matière glycogène* trouvée dans son pourtour. Il n'a fait que confirmer nos expériences personnelles.

Nous avons pu, sur le conseil du professeur Gréhant, extraire des mollusques une grande quantité de matières glycogènes ; mises en contact avec nos ferments, ces matières glycogènes ont été transformées en alcool. Nous avons renouvelé cette expérience fréquemment sur le glycogène extrait du foie des animaux sains, fraîchement tués. Nous avons obtenu les mêmes résultats.

Nous pouvons trouver dans ce fait l'explication des admirables résultats que nous obtenons par notre méthode dans la plupart des cancers.

Les ferments convertissent en alcool les *matières glycogènes, immobilisées* autour du cancer : ils privent donc celui-ci des éléments qui sont indispensables au développement du tissu embryonnaire dont il est formé.

La formation de l'alcool naissant, par les ferments injectés du dehors au dedans de

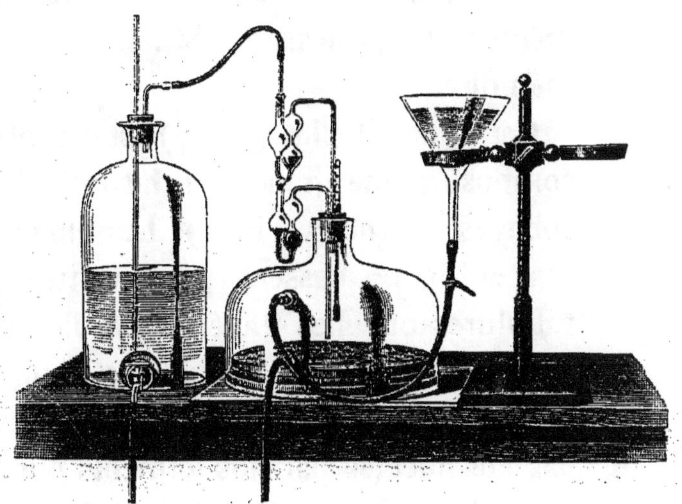

Appareil destiné à rechercher l'alcool dans les produits
d'expiration des animaux.

l'animal, peut être considérée, a dit M. Chantemesse, comme l'une des plus importantes découvertes dans le traitement d'un grand nombre de maladies.

Or, rien n'est plus facile à vérifier que cette formation, au moyen de l'appareil que nous avons imaginé & fabriqué dans le laboratoire même du professeur Straus, de regrettée mémoire.

Cet appareil (fig. p. 147) est essentiellement composé d'une grande cloche qui abrite trois cobayes (cochons d'Inde). Les émanations de ces animaux passent par un tube à deux tubulures où elles traversent le liquide réactif chromosulfurique. Ce liquide est rouge; il reste rouge, tant que les cobayes en expérience n'ont pas été injectés par nos ferments purs : quand l'injection a été faite, il devient jaune-verdâtre, quatre ou cinq heures après.

Cette expérimentation peut se renouveler quand on veut. Elle est très démonstrative. Les animaux fabriquent en eux-mêmes de l'alcool dont une partie est éliminée en nature, quand on leur a injecté le ferment dans un liquide fermentescible.

Ainsi donc, quand la fermentation normale

est troublée, ou quand les fermentations sont ralenties, quand les matières glycogènes, stationnant dans le sang, font évoluer du tissu embryonnaire & engendrent des cancers, il est possible, il est utile de produire des fermentations nouvelles, d'exciter la vitalité des cellules humaines défaillantes.

Ce que d'Arsonval & Apostoli ont préconisé dans les maladies de déchéance organique & de dénutrition par les *courants induits à haute fréquence*, est obtenu, dans des proportions infiniment plus rapides, par les fermentations normales, ajoutées aux fermentations aérobies & anaérobies entravées.

Est-ce à dire que ces deux moyens de défense ne puissent être combinés? Nous l'avons pensé souvent, & s'il nous est donné un jour de réaliser notre traitement dans toute sa rigueur en un Institut ou Sanatorium, les courants à haute fréquence, ainsi que l'hydro-thérapie méthodique : tout ce qui a pour but de combattre les stases sanguines, sera accepté par nous, comme un adjuvant précieux de notre méthode.

A l'heure actuelle & telle qu'elle est réalisée, la cure du cancer par les *ferments purs* est digne de l'attention de tous les médecins.

La chirurgie est depuis longtemps découragée devant l'opération qui réussit toujours, devant la récidive du mal qui envahit les cicatrices, & devant le malade opéré qui fatalement succombe après un an, deux ans au plus.

Nous aurons beaucoup mérité, quand nous aurons pu convaincre les médecins que l'opération, dans le cancer, est un coup de fouet donné à la maladie générale, & quand nous aurons obtenu que l'on soigne par notre méthode tous les malades, *avant de les opérer.*

Faire pour le cancer un diagnostic précoce est aussi nécessaire que faire un diagnostic précoce dans la tuberculose. Soigner de suite l'ensemble, tout en attaquant la partie lésée en portant l'injection des ferments dans la région lymphatique correspondante, voilà quel doit être le premier souci du médecin d'aujourd'hui.

La *glycogénèse* est une des manifestations les plus importantes de la vitalité des néoplasmes : sans élément sucré, pas de tissu embryonnaire développable !... La femme, dont l'utérus n'est pas riche en glycogène, ne peut nourrir son embryon, & celui-ci meurt atrophié. La nature pourvoit à ce besoin & va souvent jusqu'au diabète sucré de la grossesse, qui cesse quand la lactation survient.

L'idée du tissu embryonnaire implique celle de glycogénèse : ces deux termes sont corrélatifs. Supprimer la matière glycogène autour de la tumeur, c'est atrophier celle-ci.

La fermentation alcoolique, engendrée par nos ferments autour du cancer, décompose le glycogène.

Certains auteurs prétendent qu'il en est ainsi des fermentations cadavériques ou léthales, dont nous avons parlé plus haut. C'est pour cela qu'ils disent qu'on doit rechercher le glycogène avant la mort du cancéreux, parce que les fermentations putrides le décomposent après.

Pour étudier le cancer, il fallait nécessairement revenir à l'étude de la cellule.

Celle-ci a une évolution qui diffère suivant le milieu où elle se développe. Elle a sa vie propre, mais n'évolue rapidement que dans le milieu glycogéné. C'est le cas du bourgeonnement, si souvent fatal aux diabétiques imprudemment opérés ; c'est le cas de l'agglomération cellulaire si progressive chez les cancéreux.

Évidemment, il y aurait quelque exagération à dénommer le cancer *un diabète local;* mais cela rendrait bien notre pensée.

Remarquons d'ailleurs, en passant, que les lieux d'élection du cancer sont les organes riches *en sucre décomposable* & *diastases*, tels que le sein, l'utérus, chez la femme ; l'estomac, la bouche, le rectum hémorrhoïdaire chez l'homme.

Nous publierons certainement un jour l'ensemble de nos travaux sur le cancer, & le chapitre consacré aux terrains d'élection sera des plus concluants à ce sujet.

On a souvent parlé du parasitisme du cancer ; mais il n'est point indispensable d'invoquer le *parasite* pour concevoir son évolution.

Un grand nombre d'auteurs ont cherché à produire le *cancer artificiel,* & certains prétendent y être parvenu. Les uns ont signalé une levûre étrangère au corps humain, introduite accidentellement ; d'autres, une algue ; d'autres & tout dernièrement encore, un champignon ascomycète (Dr Bra).

Ces expériences que nous avons essayé de reproduire sont évidemment très intéressantes ;

& celles du Dr Bra, conduites avec précision & méthode, sembleraient indiquer qu'il n'y a point qu'une sorte de cancer, mais au moins deux espèces.

Pour nous, nous avons déjà exprimé cette opinion ailleurs, & les expériences de notre confrère ne font que la consolider, à savoir que *tout principe d'irritation, en terrain glycogénique préparé, peut déterminer l'évolution néoplastique.*

L'évolution carcinomateuse peut succéder à une contusion, & cela arrive très fréquemment chez la femme.

L'épithélioma a le plus souvent pour point de départ une verrue, une simple tumeur érectile, un grain de beauté, restés inaperçus & indolores pendant vingt, trente, quelquefois cinquante ans ; d'autres fois l'irritation viendra d'une racine dentaire extraite ou non ; d'autres fois encore, ce sera l'irritation de la pipe, qu'on pourra incriminer.

Un champignon ascomycète, pénétrant par les voies lymphatiques & s'y reproduisant en *mycelium,* pourrait être la cause de quelques cancers *endémiques,* le long de certains cours d'eau, près de certains bois. Nous ne sommes pas opposés à une telle doctrine, & nous ne rejetons pas cette cause d'irritation, pas plus que nous ne nions celle de *l'aspergillus,* capable d'engendrer des phénomènes très voisins de ceux du bacille de Koch dans la tuberculose.

Qu'il y ait un *champignon ascomycète* du cancer, nous pouvons parfaitement l'admettre; mais qu'il soit le seul micro-organisme, condition *sine qua non* de tous les cancers, c'est ce que nous ne pouvons pas croire, après nombre d'épreuves.

Nous avons recherché dernièrement par une série d'expériences chimiques la trace de *la cellulose* dans douze kilogrammes de cancers divers, que nous avons pu nous procurer. Nous rapportons ces expérimentations en détail ailleurs [1].

Nous pensions que si l'ascomycète se développait dans le tissu cancéreux, nous trouverions au moins une trace de cellulose dans une quantité aussi grande. Bruhat & moi, nous n'en avons pu déceler la plus minime partie.

[1] *Revue de l'Asepsie : Recherches chimiques de la cellulose dans 12 kilogrammes de tissu cancéreux.*

Le travail de Bra nous eût paru confirmé, si nous avions pu trouver la réaction chimique de la cellule végétale dans le tissu humain, comme cela a été fait pour l'*Actynomycose*.

Nous concluons donc que le *parasitisme* pourrait être admis dans certaines productions cancéreuses, mais qu'il n'est point nécessaire pour expliquer les phénomènes de l'évolution cellulaire à laquelle nous fait assister le cancer.

Il suffit nous de nous reporter à la définition faite par Heurtaux & les histologistes modernes de l'*inflammation* chronique.

L'inflammation, pour ces Maîtres, n'est qu'*un retour à la vie embryonnaire des cellules atteintes par l'irritation*. Que la cause d'irritation soit un corps étranger aseptique, un microbe septique, un champignon à mycelium, une écharde vulgaire ou un bâtonnet virulent; que cette irritation provienne d'une contusion, d'une cause chimique, d'un attouchement violent, le *retour à l'évolution embryonnaire* survient & constitue l'inflammation.

Tant que le sujet est en fermentation suffisamment vigoureuse pour pousser ses éléments embryonnaires jusqu'à l'âge adulte, il fera de la diapédèse, produira des *leucocytes* qui, vainqueurs, rentreront gorgés de microbes dans les vaisseaux (résolution), ou vaincus périront & formeront le pus ou cadavres de leucocytes (suppuration).

Mais lorsque les fermentations sont déjà languissantes, que les oxydations sont faibles & ralenties, qu'il y a tendance aux stases veineuses ; quand les échanges nutritifs sont insuffisants, les matériaux embryonnaires s'amassent sans ordre, sans pouvoir constituer une cicatrice ni un foyer de pus ; il n'y a ni diapédèse, ni fièvre, mais simple amas de tissus incapables de faire corps entre eux : c'est l'ulcération, avec formation de vaisseaux impuissants à s'organiser vigoureusement, toujours prêts à se briser à la plus légère pression sanguine.

C'est pour cela que nous pourrions dire : *Celui qui ne peut plus faire de pus fait du cancer ;* & l'idéal de la thérapeutique anticancéreuse serait de transformer une tumeur en un foyer de suppuration [1].

[1] M. le Dr Durdos (de Dreux) nous a transmis le cas d'une dame âgée portant une tumeur au sein depuis de longues années. Deux injections de ferments transformè-

Y arrivera-t-on un jour par des procédés vitalistes, tels que l'électricité, les ferments énergiques, &c. ?

Il nous est permis de l'espérer, si la médecine continue à marcher dans la voie où nous nous sommes engagés nous-mêmes, sans nous laisser égarer par les préjugés & les erreurs qu'encouragent les Maîtres de l'enseignement médical.

Quoiqu'il en soit de tout ce qui est spéculatif dans le cancer, nous avons le droit de déclarer que nous en avons découvert le remède ; nous en pouvons signaler de nombreuses guérisons confirmées, dont les diagnostics très précis ne laissent aucun doute à l'esprit. Ces cancers de nature très diverse, carcinomes, fibrômes, squirrhes, épithéliomas, ostéo-sarcomes, encéphaloïdes, avec ou sans plaies apparentes, tous ont été sensiblement améliorés & arrêtés dans leur marche envahissante par les *ferments purs en moût spécial* que nous leur opposons.

La moyenne de la durée d'un traitement est

rent cette tumeur très dure en pus : il en retira plus de 1500 grammes & n'eut plus à traiter le foyer qu'avec des lavages aseptiques.

de quatre à six mois. Ce traitement n'est point pénible, l'injection n'étant que bi-mensuelle. Pendant l'intervalle, le malade avale plusieurs fois par jour une cuillerée à café de poudre de ferments (usage interne).

Encore une fois, les ferments dont nous nous servons sont purs, & ne doivent pas être comparés même de loin avec une foule de levûres proposées dès maintenant dans le commerce par des préparateurs ignorants.

Il y a près de dix ans que nous sélectionnons des levûres & que nous en faisons, pour ainsi dire, un élevage choisi : cela nous permet d'avoir des *pur-sang*, quand d'autres possèdent des races très inférieures.

NEURASTHÉNIE

Ce mot a été une vraie trouvaille pour les neurologistes ; pendant quelque vingt ans qu'il durera encore, il défraiera bien des consultations de médecins & satisfera l'ignorance de beaucoup de malades.

Il en est ainsi de la fortune de quelques mots, tels qu'influenza, appendicite, &c. Un académicien les met à la mode; le journalisme banal s'en empare ; il est repris en chœur par les clients du praticien en vogue, & par les *snobs* qui imposent le *smart* & le *chic*.

Le nouveau mot veut-il dire qu'on a acquis la certitude de guérir le mal qu'on désigne ?... C'est souvent le contraire, & le mot remplace le remède.

M. Charcot nous disait un jour qu'il était très heureux qu'on ait trouvé *neurasthénie* pour remplacer *hystérie*, mot devenu trop vieux, mais que souvent *neurasthénie* veut dire *bouteille à l'encre*.

En somme, il faut définir la neurasthénie, un déséquilibre du système nerveux dont les manifestations sont les plus bizarres & les plus variées. Nous en ferions de préférence une lésion du *cerveau abdominal*[1], du grand sympathique (plexus solaire), avec ou non irradiation sur le pneumogastrique. Les arthritiques nerveux sont sujets à cette déséquilibration plus que les nerveux simples.

Comme chez tous les malades du grand sympathique, l'instabilité caractérise le neurasthénique : il verra vingt médecins dont il sera enthousiaste pendant le temps que dureront

---

[1] On a appelé ainsi ce foyer nerveux à cause du retentissement qu'il a sur tout l'organisme.

les bons effets de chaque nouveau traitement : car, détail caractéristique, chaque nouveau remède aura un certain résultat favorable.

Le médecin qui sera en faveur le plus long-temps, est celui qui aura la douceur & la patience d'écouter le long récit des troubles que le neurasthénique éprouve, se contentant de noter gravement les points saillants, donnant un conseil raisonné, & s'il le peut, *suggestionnant*, à l'état de veille, le pauvre déséquilibré [1] du ventre ou de l'estomac.

Il est bien rare en effet que ce ne soit pas l'un ou l'autre de ces deux viscères qui ne soit le point de mire du malade. Les malaises seront observés à des heures précises ; les tendances au vide, l'anémie cérébrale, l'impossibilité de se livrer à un travail soutenu, la mélancolie, l'hypochondrie, le découragement, l'exaltation & les colères sont du domaine neurasthénique.

Nous en avons vu un très grand nombre se modifier considérablement après un ou deux mois d'usage continu des ferments. Cette sorte

---

[1] Le Dr Glénard a nommé ainsi ceux dont les organes intestinaux sont déplacés. Cette maladie *mécanique* occasionne souvent la *neurasthénie*.

d'aliment vivant agit d'une façon efficace sur l'affaiblissement nerveux ou la *déphosphatisation,* qui accompagne neuf fois sur dix cet état si mal défini, dont les remèdes sont dans le repos, le calme, l'apaisement de toutes les facultés.

Cet apaisement est presqu'incompatible avec la distraction ; mais sans distraction, l'ennui survient & entretient la mélancolie.

C'est pour nous l'explication du cercle vicieux dans lequel se trouve le névropathe neurasthénique ; la distraction, c'est la fatigue ; & la fatigue, c'est la maladie en croissance.

Il faut ici, comme en métallurgie, briser le cercle d'acier ; c'est le seul moyen d'en faire la spirale qui devient ressort. Ainsi peut-on quelquefois brusquer les circonstances de la vie habituelle, introduire un changement subit & grave dans les obligations, pour sortir le neurasthénique de ses préoccupations incessantes.

Nous avons présent à la pensée le cas d'un ami dont la neurasthénie profonde a été guérie par l'annonce d'un désastre qui le forçait à un travail soutenu, au lieu de la vie oisive & facile qu'il avait eue jusqu'alors. Il est resté rivé au travail quand il s'est senti guéri. Il est encore aujourd'hui à la tête de l'industrie qu'il a rendue prospère, grâce aux capitaux qu'il avait crus perdus, dans le simulacre de ruine qu'on avait étalé devant lui.

Quoiqu'il en soit, le médecin soucieux de guérir son malade pourra conseiller un mois de traitement par les ferments, à la dose moyenne de quatre cuillerées à café de poudre par jour.

N'oublions pas que nous avons dans cette préparation une sorte de transfusion vivante. Un confrère appelle nos ferments une *introduction de vie* dans l'organisme ; c'est exact, & nous ne croyons pas qu'il ait été mis en action d'agent plus puissant de réfection & de reconstitution cellulaire, depuis qu'on s'occupe de matières nutritives. Aucune préparation glycero-phosphatée, kola, coca, poudre de viande, peptone, &c., ne peut soutenir un instant la comparaison.

PYROSIS

État de grande acidité dans les voies digestives, qui engendre une sorte de brûlure le long de l'œsophage & dans le fond de la bouche.

Le bicarbonate de soude est un bon remède;

mais ce qui n'est pas mauvais, c'est de prendre *très lentement* un verre d'eau, qui absorbe les gaz acides, cause des titillations de la gorge.

Le pyrosis est très fréquent chez les tuberculeux dont les crachats sont toujours acides. Il leur occasionne dans la gorge une titillation qui les fait beaucoup tousser. Il est bon de leur conseiller alors le bicarbonate de soude en cachet de un gramme.

RACHITISME

Résulte le plus souvent d'une trop grande quantité de matière azotée dans le moût humain.

Il suffit de nourrir les enfants sans viande, sans légumes trop azotés, pour voir s'en aller cet état spécial, souvent compliqué d'*osteomalacie* ou incurvation du squelette.

Le rachitisme est une maladie de la croissance. Les parents qui font trop vite participer leurs enfants à leur nourriture d'adultes commettent une grave erreur. La nature en faisant pousser les dents au fur & à mesure que se développent les facultés digestives des enfants, montre le genre de nourriture qui peut être administrée.

Le rachitisme n'existerait plus si la nutrition

se faisait graduellement. Les petits chiens qu'on nourrit à la viande deviennent *cagneux*: les jambes fléchissent sous le poids du corps. Pour redresser le squelette, il suffit de remplacer leur nourriture azotée, par du laitage & des barbotages de farine & de son.

RHUMATISME

C'est à peine si nous osons ajouter cette maladie à la liste de celles que nous donnons comme la résultante, dans le moût humain, d'une cause chimique.

L'acide urique qui existe en excès dans les humeurs de tout *arthritique* est le produit d'une fermentation ralentie, caractérisée par une oxydation incomplète : trop d'acquit, pas assez de dépense, pas assez d'énergie comburante.

Le remède est dans la recherche du contraire : exercices physiques compensant la nourriture prise, fatigues corporelles & minimum de préoccupations morales, grand air, de l'oxygène tant & plus.

Les ferments ici exercent une action vigoureuse.

SCROFULE

Principe spécial qui se trouve distribué dans le système lymphatique & rend le sujet facile à devenir un milieu de culture pour un certain nombre de bacilles, tel que le bacille tuberculeux ou furonculeux, &c.

Le strumeux ou scrofuleux a une tendance à la suppuration, qui n'est pas autre chose qu'une production exagérée de cellules lymphatiques qui meurent avant de pouvoir être utilisées.

Contre la scrofule, l'exercice au grand air, l'oxygénation, les préparations iodurées, mais avant tout, les ferments à haute dose.

VIEILLESSE OU DÉCRÉPITUDE

Le moût humain se modifie lentement ; les échanges sont moins vifs ; il y a moins de liquide généralement, d'où la destruction des cellules adipeuses ou de réserve. Le vieillard maigrit, fait moins d'acquit & plus de dépenses ; il y a dans le moût une tendance plus marquée vers les éléments solides.

L'usure des cellules existe, & l'on peut affirmer qu'il y a un grand nombre de vieillards qui meurent sans autre maladie que celle de la décrépitude cellulaire, ou défaut de fermentation active par *vétusté des cellules*.

II

MALADIES VENUES DU DEHORS
ET INTRODUISANT UNE FERMENTATION PATHOLOGIQUE
dans le moût humain
OU MALADIES MICROBIENNES

La liste en est bien longue, plus longue que celle des *maladies mécaniques* & dont nous ne dirons qu'un mot pour finir.

On sait qu'il suffit d'introduire le bacille acétique dans un moût de vin pour en faire du vinaigre. Il se fait une fermentation acétique qui se superpose, ou plutôt prend la place de la fermentation normale ; &, au lieu que le dédoublement se fasse simplement du glycose en alcool, acide carbonique & eau, le glycose se dédouble en acide acétique & eau.

Ainsi en est-il quand un microbe, venu de l'air extérieur ou d'un autre animal, arrive au contact du moût humain. Quand il réussit à s'y fixer, à s'y développer, il exerce sur le moût tout entier ou sur une partie seulement son action chimique ; dès lors, il y a modification complète ou partielle, suivant les cas.

Généralement la maladie microbienne est d'autant plus meurtrière que l'effet est produit sur une plus grande quantité d'humeurs. Elle est irrémédiable, quand les qualités des humeurs sont incompatibles avec une fermentation active.

Nous ne faisons ici qu'une sorte de nomenclature des maladies microbiennes, dans le seul but de montrer au médecin la satisfaction que notre division nouvelle de la pathologie peut donner à l'esprit synthétique. C'est à la fois un moyen d'indiquer comment le remède à une fermentation morbide se trouvera facilement dans une *fermentation opposée*.

QU'ENTEND-ON PAR MICROBES. — Les microbes sont des micro-organismes infiniment petits, qui nous environnent plus ou moins, suivant la pureté ou l'impureté de l'air ambiant.

Il est évident qu'il y en a moins sur les altitudes, loin des agglomérations urbaines, &c.

Pasteur a rangé les microbes parmi les végétaux-animaux inférieurs, très voisins des algues, des champignons & des levûres. Personne n'a encore controuvé cette manière de voir.

L'analogie des microbes avec les levûres est, pour ainsi dire, complète. Voyez plutôt. Büchner a démontré que la diastase ou jus de levûres peut amener la fermentation, longtemps après l'écrasement de la membrane enveloppante. De même que certains microbes secrètent à la surface leurs toxines, de même les levûres secrètent leurs diastases, qui possèdent un pouvoir fermentatif peut-être moins fort, mais encore assez marquant.

TYPES. — On peut ramener toutes les formes microbiennes à deux types : 1° le *microcoque ;* 2° le *bâtonnet* ou *bacille.*

Les *microcoques* ou simplement *coques* ont la forme d'un point rond, très petit, variant de 1/2 à 1 millième de millimètre (μ).

Il peut être uni à un autre : il est dit alors *diplocoque ;* ou à trois autres, & il est nommé *tétragène.*

Sans ordre, ils sont *zooglées ;* en tige ininterrompue, on les appelle *microcoques en chaînette.*

Les *bâtonnets* ou *bacilles,* sont plus ou moins

courts (tuberculose), plus ou moins incurvés jusqu'à la virgule (choléra).

COULEURS. — En général, les microbes sont à peine *réfringents* sous le microscope. Quelques-uns cependant sont colorés, comme celui de la *diarrhée verte*.

Tous les microbes naissent, vivent, pro-créent & meurent dans un milieu spécial, à une température spéciale, dans des conditions spéciales, en dehors desquelles leur naissance, leur vie, leur mort sont également différentes.

Il faut aux microbes de l'oxygène pour vivre ; mais tandis que ce gaz doit être à l'état de pureté pour certaines espèces de bactéries, il en est d'autres qui le retirent par décomposition des milieux au sein desquels elles vivent. Dans le premier cas, on les appelle des *aérobies*; dans le second des *anaérobies*.

NUTRITION MICROBIENNE. — L'azote, les carbures d'hydrogène, les substances minérales sont indispensables à tous les êtres vivants. *La lutte pour la vie* (lutte pour l'azote, a dit le professeur Ch. Richet) est cause que les microbes retirent ces principes des êtres dans lesquels ils vivent.

SÉCRÉTIONS, DIASTASES, PTOMAÏNES. — Ces trois expressions sont *synonymes* pour désigner les produits toxiques ou utiles des microbes : dans le cas de nocivité, on les appelle plutôt *toxines*.

Les microbes se reproduisent par segmentation, par bourgeonnement, par sporulation.

Le bâtonnet se segmente ou sporule ; le microcoque bourgeonne… Les spores sont plus vivaces que les bactéries ; — c'est pour cela que les sucs gastriques détruisent les bacilles, mais non les spores : d'où le danger d'avaler des spores.

Le microbe est évidemment un facteur très important dans toute maladie microbienne ; mais le milieu, *le terrain*, est plus important encore.

Les microbes sont dans l'air, — dans l'eau, — dans le sol ; mais les *corps vivants* sont le vrai terrain où ils se développent.

Les terrains *artificiels* ont été admirablement cultivés par Pasteur & ses élèves. On cultive aujourd'hui des maladies dans des tubes ou flacons Pasteur, avec toutes les circonstances des maladies dans les corps.

L'étuve à 37° supplée à la température humaine.

Les bouillons sont stérilisés par la chaleur dans les autoclaves : la température de 120° seule est capable de tuer les spores.

Pour mieux étudier les microbes au microscope, tout le monde sait qu'on arrive à les colorer avec les couleurs d'aniline.

Les microbes ont une action sur les tissus.

En quelques heures, leur reproduction dans un terrain favorable est de plusieurs milliards. Jugez-en par la levûre de bière.

Quand la fermentation est en train dans les tonneaux, la rapidité de reproduction de la levûre est extraordinaire : ce sont des milliards de cellules qui se reproduisent en quelques heures.

L'action d'un microbe est d'enlever aux tissus les éléments dont il a besoin pour vivre & se reproduire.

Quand un microbe entre par la *porte ouverte* d'une peau ou d'une muqueuse, les cellules mobiles ou globules blancs viennent s'opposer à son entrée; il y a un phénomène d'irritation qui se traduit par des figures de *karyokinèse*[1], indice de la multiplication des cellules. Si la

[1] Voir page 62.

vie cellulaire l'emporte, le microbe disparaît, comme dans la véritable digestion ou absorption ; sinon, les cellules en lutte subissent une dégénérescence graisseuse ou colloïde, & ce sont elles qui se mortifient : c'est le pus.

Ceci nous explique le mode d'action du microbe par lui-même ; mais autre est son action par ses produits.

Roux & Yersin ont filtré une culture pure du bacille de la diphtérie. Sur le filtre restait le microbe ; la *toxine* seule passait ; avec cette toxine pure, ils ont injecté & intoxiqué profondément les animaux, produisant sans microbe, les mêmes phénomènes que ceux de la diphtérie.

Ainsi en est-il de quantités d'autres dont *le jus (toxine)* est aussi virulent que le microbe lui-même. Tel celui du tétanos, de la peste...

Pour résister aux microbes & à leurs produits, nous avons les leucocytes (phagocytes) : mais pour que les globules blancs ou leucocytes puissent arriver au secours des cellules défaillantes, il faut certaines conditions.

On appelle diapédèse, la faculté qu'ont les leucocytes de passer à travers les vaisseaux *suffisamment dilatés*. Mais comme les toxines sont toutes *vaso-constrictrices,* les vaisseaux dans ces cas-là sont resserrés & les cellules-phagocytes ne passent plus. C'est là le danger des toxines sécrétées.

Ce que Bouchard a appelé *état bactéricide des humeurs* n'est pas autre chose que l'état dans lequel la vaso-dilatation reste maintenue. Tant que cet état dure, le sujet est réfractaire aux microbes & à leurs toxines : c'est l'immunité spontanée ou acquise.

Le rôle des leucocytes ou globules blancs est d'englober & d'entraîner les microbes. Tant qu'aucune altération locale ou générale ne survient aux leucocytes, ils restent solides & forts, résistent victorieusement ; mais qu'ils soient en moindre résistance, par épuisement, surmenage physique & moral, par froid extérieur, ces leucocytes peuvent être altérés, & *l'organisme devient en réceptivité de culture microbienne.* (Maurel de Toulouse.)

L'état bactéricide est une modification dans les liquides de l'économie, qui les rend moins aptes à cultiver deux fois le même microbe & permet aux vaisseaux de conserver leur dilatation normale.

Par analogie, on peut dire qu'une même levûre ne peut pas faire fermenter deux fois le même moût.

Quand on agit sur l'individu sain avec un virus atténué, c'est *dans l'espoir d'amener artificiellement cet état bactéricide.*

Y arrive-t-on ?

— Oui, pour le charbon. Une minime dose de toxine suffit pour donner un demi-empoisonnement, qui sera insuffisant lui-même pour produire la *vaso-constriction* & empêcher la *diapédèse.* Celle-ci pourra se faire, & le sujet sera victorieux dans la lutte, en acquérant les modifications des humeurs qui empêcheront l'action des ferments nuisibles ultérieurs.

— Oui encore, pour la variole. Le vaccin de Jenner apporte certainement dans l'économie de mauvaises dispositions à la culture de la variole. Peut-être modifie-t-il le terrain dans le sens d'une plus grande réceptivité de la tuberculose ? (Grosse question discutable !)

C'est parce que cette idée a pris racine dans les sociétés anti-jenneriennes, qu'en Angleterre la loi de l'obligation des vaccinations n'a pas été revotée au Parlement dernièrement.

Quoiqu'il en soit, on est loin encore de pouvoir

ériger en principe que l'immunité soit toujours obtenue par une atténuation de virus.

Dans cet ordre d'idées, l'attente est souvent déçue & *l'on ne peut procéder qu'empiriquement.* Ce qui est vrai pour tel microbe ne l'est plus pour tel autre ; & c'est ainsi que, lorsqu'on proclame un fait, on est obligé de faire toutes réserves sur le fait suivant.

De plus, l'immunité est toujours temporaire.

La méthode des virulences atténuées à doses progressives n'a encore donné de résultats bien positifs que pour la diphtérie ; & le moment n'est peut-être pas loin où M. Roux lui-même injectera du sérum de cheval non diphtérisé, ainsi que l'ont fait avec succès MM. Bertin & Attimont à Nantes.

Nous connaissons des médecins qui, devant un cas de diphtérie, commencent par injecter vingt centimètres cubes de *sérum artificiel stérilisé.* Ce sérum est toujours plus inoffensif que tout *sérum animal non stérilisable.* Il est rare que ces médecins soient obligés de recourir au sérum animal.

La simple hypertension artérielle obtenue par toute injection de 15 à 20 centimètres cubes d'un liquide (loi de Chéron) suffit souvent pour empêcher les fausses membranes d'adhérer aux tissus sous-jacents.

Si le principe de l'atténuation des virus était vrai, il resterait aujourd'hui à appliquer aux maladies suivantes :

1° aux tuberculoses ;

2° aux bacilles de la lèpre ;

3° aux bacilles typhiques ;

4° aux bacilles septiques de Pasteur ;

5° aux bacilles de Chauveau ou charbon symptomatique ;

6° aux bacilles du tétanos ;

7° aux bacilles coli-communes d'Escherich ;

8° aux bacilles de la dysentérie épidémique de Chantemesse-Widal ;

9° aux bacilles de la diarrhée verte de Lesage ;

10° aux bacilles pyogènes de Passet ;

11° aux inconnus syphilitiques, &c., &c.

Dans tous ces cas, nous préconisons nos ferments.

Il nous paraît difficile d'admettre une semblable diversité dans les moyens curatifs donnés par la nature.

Encore une fois, si le principe des propriétés curatives du virus atténué était absolu, & non souvent une séduisante fiction, il y a plusieurs années que les savants du monde entier seraient en puissance des remèdes qu'ils cherchent dans cette voie avec tant de persévérance.

Chaque fois qu'il y a découverte d'un microbe pathogène, c'est-à-dire réussite d'une culture pure, *on espère trouver le sérum curateur;* mais on s'aperçoit bientôt de la vérité de ce que nous ne cessons de dire : De même qu'il n'y a point une individualité qui n'ait ses variations de mœurs & ses modalités de vie, de même il n'y a pas deux microbes absolument identiques. Celui de la tuberculose agit d'une façon toute différente de celui de la fièvre typhoïde ; celui de la pneumonie, tout autrement que celui de la furonculose, & ainsi des autres.

Ce qui nous séduit dans le principe des fermentations saines que nous opposons d'une façon générale aux fermentations malsaines, c'est un *modus agendi* uniforme.

Bacilles du charbon, de la tuberculose, de la furonculose, microbes de la pneumonococcose ou pneumonie, de la septicémie, de la fièvre typhoïde, de la suppuration, &c., &c., tous sont influencés de la même façon par les ferments & leurs diastases, qui sont des sécrétions bienfaisantes, *surtout lorsque ces ferments reçoivent une accoutumance spéciale.*

Les ferments pénètrent dans la circulation : par eux-mêmes ils sont phagocytes ; par leurs diastases, ils soulèvent d'innombrables *leucocytes*. Ceux-ci, *phagocytes* à leur tour, provoquent une diapédèse qui succède à une vasoconstriction. C'est cette vaso-constriction qu'annonce le frisson réactionnel, suivi de l'élévation de la température après l'injection.

Ce n'est qu'après ces phénomènes réactionnels que la maladie fermentationnelle est influencée & dérangée dans sa marche clinique ordinaire.

Cela veut-il dire que nous guérirons toutes les maladies à mauvais ferments? — Oui, si celles-ci sont prises à temps, & *si*, comme nous l'avons expérimenté avec Jacquemin, *le nombre de microbes pathogènes entrés dans un terrain favorable, n'est pas sensiblement supérieur à celui des levûres injectées.* C'est ainsi que cela se passe dans les milieux homogènes liquides.

Les expériences si concluantes, faites de cette méthode dans l'industrie des fermentations, corroborent toutes celles que nous avons pu faire dans l'homme ; & ce n'est point un de nos moindres encouragements que de voir s'opérer sur des moûts de dix mille kilogrammes, ce que nous observons sur le moût humain d'environ vingt-cinq ou trente kilogrammes.

Il y aura toujours plus d'inconvénient à introduire directement dans la circulation des résidus animaux, tels que les sérums, qui sont des produits d'exsudation.

Comme on ne peut pas les stériliser sans coaguler leur albumine, il est trop facile d'introduire directement dans l'économie des principes inhérents à l'animal d'où ce sérum provient.

Qu'on s'en serve néanmoins, pour des cas graves qui compromettent rapidement l'existence, les cas de diphtérie par exemple, & qu'on accepte alors les avantages du traitement tel qu'il existe, il n'y a rien là qui nous doive étonner. Il n'est personne qui entre deux maux ne choisisse le moindre. Toute opération chirurgicale porte avec elle ses dangers : il n'en est pas moins vrai qu'il est quelquefois utile de s'y soumettre, quand la vie est menacée.

Il faut en appeler à la science & à la conscience du médecin pour décider de la gravité d'une maladie, sans oublier cependant que la première qualité d'un remède, c'est « de ne pas nuire ».

Primum non nocere, sæpius curare, ne pas nuire & guérir plus souvent : voilà tout ce que la thérapeutique doit demander à un remède.

Cette loi médicale est beaucoup mieux suivie dans la thérapeutique des ferments que dans celle des *sérums à virus atténués.*

C'est une considération sérieuse que nous croyons devoir signaler aux médecins.

Essayons donc les ferments toujours inoffensifs : la réaction a lieu quatre heures après. Si la maladie n'est pas domptée, recourez à d'autres moyens moins inoffensifs. En agissant avec les ferments, vous êtes sûrs de ne point perdre un temps précieux.

Ajoutons aux ferments les *injections nutritives,* & nous arriverons souvent à ramener la fermentation normale, c'est-à-dire la santé.

ABCÈS

Il est bien rare que la production des globules de pus soit aseptique. Cela est possible cependant ; &, dans son admirable livre sur *la Suppuration,* le Dr Lemière a mis en évidence cette possibilité.

Il a montré aussi combien souvent le pus

est la conséquence de la maladie & de la mort des globules blancs, qui, même vaincus dans la défense contre l'envahissement microbien, entraînent avec eux au dehors, pour le plus grand bien de l'organisme, l'ennemi qui l'avait surpris.

L'abcès, en somme, désigne toute collection purulente qui veut s'en aller au dehors : — *abcéder* veut dire *sortir*.

On a divisé les abcès en plusieurs catégories :

1° Les abcès chauds ; — 2° les abcès froids ; — 3° les abcès par congestion.

1° L'abcès *chaud* ou fébrile est une inflammation du tissu sous-cutané, caractérisée par un retour à l'état embryonnaire des cellules-levûres, prolifération rapide de ces cellules & mort de la plupart d'entre elles. Ces cadavres de cellules ou de leucocytes constituent les globules de pus, & c'est cette collection morte qui doit *s'abcéder* ou sortir du corps.

La plupart des abcès ont pour point de départ la pénétration d'un corps étranger (microbe ou autre) dans le milieu humain.

Celui-ci est aseptique & réagit contre tout ce qui est septique ou impur.

L'abcès est donc un des modes les plus

simples de défense de l'organisme contre l'invasion étrangère.

Les ferments d'usage interne & les ferments appliqués sur une partie enflammée (usage externe) empêcbent souvent la mortification des cellules en lutte; c'est de là que résulte l'absence du pus où le dessèchement des abcès.

Dans le furoncle, c'est le *staphylocoque doré* qui est le corps étranger menaçant la vitalité des cellules; dans l'érysipèle, la scarlatine, les pleurésies purulentes, les septicémies, c'est le *streptocoque*.

Le premier est le microbe du pus de la peau; le second est le microbe du pus des muqueuses. Les ferments agissent directement contre les deux, en les absorbant.

2° L'*abcès froid* ou *scrofulide* est l'inflammation lente d'une glande qui devient *caséeuse*. Cette expression est consacrée dans les vieux traités de pathologie, parce qu'il y a l'apparence de fromage. Ce sont les globules d'un pus mal lié avec des débris fibreux, qui donnent cet aspect crêmeux & amènent l'odeur d'acide butyrique.

3° Les *abcès par congestion* sont ceux qui ont pour point de départ une inflammation du tissu osseux. Ils sont cause des trajets fistuleux

dans les parties molles, donnant issue au pus,
en des endroits souvent très éloignés du foyer
enflammé. (Mal de Pott, &c.)

Dans tout abcès, quelle qu'en soit l'origine,
il ne faut pas hésiter à appliquer la méthode
des ferments. Elle peut amener la *résolution
rapide* de toute congestion.

Nous pourrions citer ici de très nombreux
exemples.

Les applications tièdes & émollientes, comme
les fécules & les farines mouillées, favorisent
la sortie du pus. Le bistouri aseptique préci-
pite l'action.

Les ferments, en temps opportun, flétrissent
les abcès & les dessèchent.

ACCOUCHEMENT

La reproduction animale est un phénomène
analogue à celui qui s'observe dans toute la
nature.

Le microbe spermique pénètre la cellule-
ovule dans laquelle il ne tarde pas à disparaître,
n'ayant pour ainsi dire rempli que le rôle
d'excitateur physiologique. De cette cellule
devenue féconde, naissent toutes les cellules
embryonnaires dont la sélection & la coor-
dination forment l'être organisé complet.

Le fœtus normal n'est en somme qu'une tumeur kystique à évolution rapide (en moyenne 500 grammes par mois). Nous voyons, entre les tumeurs pathologiques (cancer) & la tumeur physiologique (l'enfant à terme), la différence que, d'un côté, les tissus n'arrivent jamais à l'âge adulte & restent à l'état embryonnaire, tandis que, de l'autre, les cellules atteignent leur complet développement & s'organisent *ataviquement*, par accoutumance.

Les tumeurs normales sont une garantie contre les tumeurs anormales : les médecins devraient proclamer cela très haut auprès de toutes leurs clientes.

L'accouchement est un acte physiologique d'expulsion & se trouve trop souvent confondu avec la maladie. Il ne devient une maladie que par négligence ou malpropreté.

L'*asepsie* dans l'accouchement doit être une règle absolue ; l'antisepsie ne doit plus être que l'exception.

Ne se servir autour d'une accouchée que *d'eau qui a bouilli avec un peu de sel marin :* une cuillerée à soupe par litre.

Prévenir toute fièvre septique par les ferments avalés trois fois par jour, une cuillerée à café par repas.

ACNÉ

Maladie de la peau caractérisée par l'apparition de pustules rouges (aiguës ou chroniques), dont la résultante est la sortie d'une matière sébacée ou d'un peu de pus.

On trouvera souvent l'odeur de l'acide butyrique (vieux fromage) dans ces inflammations légères des follicules de la peau.

Les dermatologistes, gens spécieux pour la plupart, ont fait de nombreuses divisions de l'acné.

Simplex, — punctata, — indurata, — sebacea, — rosacea, dite couperose, — acnea scrofulosa, — molluscoïda : telles sont les variétés décrites.

Pour nous, considérant que toutes ces formes ont pour cause une fermentation morbide du moût humain, & nous n'en voulons d'autre preuve que les *métastases* ou *déplacements* dont cette maladie est coutumière, nous instituons avec succès notre traitement par les ferments purs.

Dans toutes les acnés, il y a indication de *supprimer les acides* dans l'alimentation, ainsi que le chlorure de sodium qui se modifie dans l'estomac & y produit l'acide chlorhydrique en excès.

Comme dans toutes les affections de la peau, s'abstenir des acides, s'orienter vers le végétarisme, l'alimentation par les fruits cuits, viandes blanches, &c.

On évitera aussi les exercices violents & les grandes excitations nerveuses.

Les pratiques de l'hydrothérapie, — douches tièdes d'abord, plus froides ensuite, très courtes, — sont ici recommandées.

Les *ferments en poudre* seront absorbés par l'estomac de 4 à 6 fois par 24 heures.

Le soir au coucher, prendre la houppe dont on se sert pour la poudre de riz & se mettre de la poudre de ferments sur la peau où s'étale l'acné; cela réussit fréquemment, ce qui se conçoit, car aucune poudre ne peut être plus cicatrisante & plus *restauratrice* des cellules.

ALOPÉCIE OU CHUTE DES CHEVEUX

Le Dr Saboureau a montré que la chute des cheveux est due à un microbe qui s'implante à la racine du poil. Il préconise les antiseptiques contre ce microbe.

Le plus souvent, cette chute est due à de la fatigue cérébrale ou cérébelleuse, à un exercice immodéré des centres intellectuels, — dans les étuves du collège d'abord, — ensuite dans les écoles gouvernementales, où le concours est de rigueur, — enfin dans la lutte âpre & tourmentée pour la vie.

Ceux qui conservent le plus leur chevelure sont les musiciens & les poètes; &, parmi les musiciens, ceux qui s'adonnent aux instruments à corde, généralement beaucoup plus artistes que ceux qui jouent des instruments à vent ou de cuivre ou touchent le piano.

C'est parmi les violonistes & les harpistes qu'on voit le moins de têtes chauves. Les poètes aussi conservent leurs cheveux. *N'est-ce pas parce qu'ils sont plus dégagés du souci du lendemain, et vivent au jour le jour?*

C'est encore pour un tel motif que nous expliquons la conservation de la chevelure beaucoup plus fréquente chez l'ouvrier que chez le patron.

On pourrait dire qu'on perd un cheveu, chaque fois qu'on s'impose une responsabilité de plus, un besoin de plus.

La congestion du désir suivie de l'anémie de la désillusion est la plus grande cause de l'alopécie.

N'oublions pas le *côté atavique* de cette maladie : il y a des familles où tout le monde est chauve à trente ans.

En faveur de ma thèse du souci du lendemain pour la perte des cheveux, je trouve un appui dans la futilité des femmes qui conservent le mieux leurs cheveux. *L'alopécie est rare chez la femme des harems ;* elle est beaucoup moins rare chez *la femme intellectuelle et positive.* Les imaginatives conservent leur chevelure ; les calculées & réfléchies la perdent avant quarante ans.

En tout état, le cuir chevelu subit le contrecoup de l'irrigation intra-cranienne. Ce qui est sur le crâne est en rapport intime avec ce qui est dessous : on l'oublie trop.

Nous croyons que l'usage des ferments entravant les effets de la *dephosphatisation* du surmenage peut indirectement agir contre l'alopécie.

ANTHRACOSIS

Maladie qui a longtemps été confondue avec la phtisie pulmonaire, bien qu'on remarquât qu'elle fût plutôt l'apanage des *trieurs* de charbon.

La poussière fine de charbon, presque impalpable, prend dans l'alvéole pulmonaire la place qu'y occuperait le bacille de Koch, en forçant les tissus ; & l'*anthrax*, corps étranger, charbon, fait absolument les mêmes ravages que le fameux bacille.

Les enfants & les jeunes gens qui se rongent les ongles & mâchonnent les infimes parcelles pointues sont très exposés aussi à recevoir dans le tube laryngien des corps étrangers qui irritent & font l'office de *vrille* pour l'introduction des autres microbes.

Aussi, dans l'anthracosis, voyons-nous souvent des associations microbiennes, streptocoques & pneumocoques. Le poumon de l'anthracosique est alors semblable à celui du tuberculeux, & la fonte purulente est rapide.

Contre cette forme, lutter comme contre la tuberculose. (Voir l'article *Tuberculose.*)

La cause d'irritation peut être des plus variées pour amener le *pus* dans les tissus pulmonaires. Chez l'anthracosique, c'est la poussière de charbon; chez le scieur de pierres, c'est la poussière de granit; chez quelques carriers, c'est le grain de sable ordinaire.

Gardons-nous cependant d'oublier qu'il faut invoquer la prédisposition du terrain, puisqu'on voit à peine dix anthracosiques pour mille ouvriers charbonniers, & dix lithiasiques sur deux mille carriers.

ANTHRAX

La cause immédiate de l'anthrax est le *staphylocoque doré.*

Il se développe, venu de l'extérieur par contact avec des linges, des draps de chemin de fer, de voitures publiques, d'hôtels, &c., quand il rencontre un terrain préparé par le surmenage, le diabète, l'insomnie. Une certaine misère physiologique ou une fatigue exagérée semble rendre le moût humain très favorable à son évolution.

Le *staphylocoque doré* forme une colonie très agglutinée, au dépens du muscle ou du tissu cellulaire où il se développera. Quand cette colonie, *bourbillon,* est sortie (dans l'anthrax, il peut se rencontrer jusqu'à quatre ou six bourbillons), la maladie touche à sa fin. La fièvre tombe alors & le malade guérit.

On a appelé l'anthrax une *gomme spontanée ;* c'est plutôt un *furoncle à plusieurs bourbillons contigus.*

Le cou, les lèvres, la paroi du ventre, les muscles du dos, de la jambe, sont les sièges ordinaires de l'anthrax.

Il est toujours bon d'observer chimiquement & microscopiquement le pus de l'anthrax, pour voir si, au staphylocoque doré, n'est pas associé le streptocoque. Cette association ajouterait une gravité à la maladie, en la généralisant.

L'anthrax est toujours très dangereux chez

le diabétique ; il amène les phlébites, les angioleucites, adénites & gangrènes.

Les ferments sont ici la médication *héroïque, intus, extra,* avalés, injectés : comme pansement, ils sont indiqués au premier chef.

En même temps qu'un chirurgien sera appelé pour ouvrir aseptiquement l'anthrax, le malade prendra de 3 à 5 cuillerées à café de *ferments purs* pour contrarier, par une fermentation saine, la fermentation malsaine à laquelle a donné lieu le staphylocoque doré.

L'injection sous-dermique des *ferments purs* sera faite très voisine du siège du mal.

M. le Dr Brocq, en citant son propre exemple à l'appui de nos doctrines sur les ferments & en proclamant l'héroïsme du remède des levûres, a rendu un éclatant hommage à la vérité.

Il a été imprudent & moins circonspect quand il a vulgarisé l'idée que toutes levûres de boulanger ou de brasseur sont bonnes à prendre. Cela n'est point exact.

De sérieuses observations d'empoisonnement par les impuretés de telles levûres nous ont été familières, & il y a nombre d'années que nous les avons signalées. M. Brocq finira par s'en convaincre avec l'expérience.

ANTISEPSIE — ASEPSIE

L'antisepsie a été inventée par Déclat en 1863, quand il a publié son livre, *De l'acide phénique et de ses applications*. Pasteur l'encouragea beaucoup ; plus tard, il lui préféra Lister qui avait repris les expériences de Déclat & avait beaucoup flatté l'amour-propre légitime de notre grand Maître.

Mais l'histoire redresse bien vite les injustices, fréquentes entre contemporains.

Lister a été célébré en France par L. Championnière jeune, à son retour d'Édimbourg, où il avait été ébloui par *l'appareil pontifical* du chirurgien anglais.

Il nous souvient avoir vu autour de nos maîtres d'alors (1876) quantité de cuvettes, aucune ne servant jamais deux fois ; le *spray* projetait dans l'air les vapeurs phéniquées ; les mains de l'opérateur s'y plongeaient & s'y brûlaient ; les élèves s'en étiolaient ; le *mackintosh,* le *lint,* le *catgut,* le *silk* étaient en pleine vogue. En faisant un pansement, on aurait volontiers susurré en anglais, quand « Le Lister » nous revint d'Angleterre.

Bientôt, on s'aperçut que tant de cuvettes étaient inutiles ; on en supprima beaucoup.

On revint à la simplicité de Déclat ; on accorda à Guérin la valeur de ses *pansements ouatés* qui filtraient l'air, mais qui coûtaient trop cher à l'Assistance publique.

On fit le pansement antiseptique simple sans *spray*, sans *lint*, se contentant de remplacer l'ancienne charpie suspecte par la *ouate hydrophile*, immense progrès.

On vit que la grande loi de l'antisepsie consiste à *se laver avant* l'opération, alors qu'autrefois, on ne se lavait qu'*après*.

On sut contre quels ennemis microbiens on devait lutter ; & peu à peu, comprenant, par la pratique de Pasteur, qu'il suffit de faire bien bouillir de l'eau avec un peu de sel marin, pour atteindre la température de 102° qui tue presque tous les germes, on en vint à *substituer l'asepsie à l'antisepsie.*

L'asepsie ! c'est là qu'est la vérité !

Un exemple nous édifiera.

Prenons un bras brûlé depuis le coude jusqu'au bout des doigts. La plaie est la même partout : pansons une partie avec l'eau qui a bouilli, l'autre avec le meilleur des antiseptiques connus ; la partie à l'eau bouillie guérira beaucoup plus vite que la partie antiseptisée.

L'explication est bien simple. La cellule

cicatricielle ou naissante est forcée de mourir, au contaĉt de l'antiseptique : elle ne peut se reproduire qu'à l'abri d'une première couche cellulaire morte, tandis que simplement aseptique, elle peut évoluer librement. Il en est ainsi de toute fermentation ou reproduĉtion cellulaire : l'asepsie la développe, l'antisepsie l'amoindrit ou la tue.

Le professeur Terrier a fait l'éloge de l'asepsie contre l'antisepsie, dans un magistral discours d'ouverture du Congrès de chirurgie en 1896.

Nous allons plus loin.

En semant sur une plaie la poudre de ferments, nous faisons de l'asepsie fermentescible, nous semons des cellules : c'est presque de la greffe.

Nous avons eu le bonheur de guérir en vingt-cinq jours des plaies variqueuses énormes, soignées régulièrement pendant plus de huit ans deux fois par semaine dans les hôpitaux par les moyens ordinaires. Nous publierons un jour les succès obtenus par les pansements avec la poudre des ferments (usage externe).

Nous réservons aujourd'hui l'emploi des antiseptiques à la désinfeĉtion des locaux contaminés, à la purification de l'air, accordant, pour obtenir des effets utiles, nos préférences à l'aldéhyde formique, aux vapeurs térébenthinées ou sulfureuses, & dans une moindre mesure, à l'ozonification d'un espace restreint d'air.

L'antisepsie interne qui a été essayée sous forme de créosote, gaïacol, iodoforme, contre les maladies pulmonaires est un leurre & un danger. Ou ces produits ne donnent qu'une irritation passagère & n'atteignent pas les muqueuses ; ou bien *ils stérilisent plus de cellules utiles que de microbes nuisibles*. Nous avons appelé cela, *embaumer les vivants.*

L'alcool étant l'un des antiseptiques les moins offensifs, bien qu'il le soit encore beaucoup trop, c'est à lui que nous aurions recours, si nous voulions entrer dans la voie de la cure de la tuberculose par les antiseptiques internes.

Or, bien que tous les médecins aient connu des tuberculeux guérissant de leur tuberculose en s'adonnant à l'alcool, nul n'a encore osé proposer ce remède comme le meilleur.

Nous pensons cependant qu'il ne peut être pire que le gaïacol, & nous le préférerions de beaucoup aux préparations créosotées.

Les ferments purs avalés & injectés sont l'idéal pour nous de l'asepsie fermentescible, & c'est à elle que nous conseillons aux médecins de recourir, dès la moindre alerte, menace de suppuration pulmonaire ou autre.

ASSOCIATIONS MICROBIENNES

Dans un grand nombre de maladies microbiennes, plusieurs microbes s'associent pour vivre dans le milieu humain, devenu apte à leur développement.

Un certain nombre d'entre eux ont des conditions de développement semblables ; & de même que, dans un bâtiment abandonné qui tombe en ruines, beaucoup d'animaux viennent s'abriter, qui ne se détruisent pas entre eux : de même se logent maints & maints microbes cherchant leur vie, dans le milieu du moût humain, quand la porte est ouverte.

Nous aurons à revenir sur cette question à l'occasion de la tuberculose.

Les associations microbiennes jouent un rôle capital dans les maladies parasitaires. Tous les microbiologistes ont attiré l'attention sur ce sujet ; le pronostic de toutes les affections microbiennes en dépend.

Metchnikoff a prouvé que le microbe du choléra n'est offensif qu'en association microbienne.

Roux signale les dangers du bacille de la diphtérie associé au streptocoque. Nous-mêmes avons signalé la gravité du bâtonnet de la grippe associé avec le pneumocoque, &c., &c.

Quelle que soit la gravité d'une maladie d'association microbienne, *il faut administrer les ferments à très haute dose :* toutes les heures, une cuillerée à café de poudre ; tous les quinze jours, une injection de ferments purs sous la peau.

ATAVISME

L'*atavisme,* on l'oublie trop quand on juge ses semblables, joue un rôle capital dans la destinée des êtres.

Nous ne pouvons en dire ici qu'un mot, cette question étant l'une des plus complexes qui puisse se présenter à l'esprit du penseur.

L'atavisme est une sorte d'éducation cellulaire en vertu de laquelle des cellules de même nature se disposent de telle manière qu'elles donnent une forme très différente aux organismes.

Une espèce animale est formée des mêmes

éléments qu'une autre ; l'atavisme fait que la forme diffère considérablement.

C'est lui qui a différencié les êtres depuis leur origine, dans un ordre hiérarchique dont l'homme représente, dans le monde connu de nous, le degré matériel le plus avancé. La matière dont notre corps est faite est la même que celle qui forme celle des autres animaux, nos fonctions physiques sont presque les mêmes ; nos facultés psychiques nous élèvent considérablement, quand aucun obstacle provenant de l'atavisme, de l'éducation ou de la civilisation, ce qui est souvent tout un, ne nous abaisse au niveau de la bête.

La disposition anatomique varie en botanique comme en zoologie ; les mariages des fleurs ou les boutures créent des atavismes nouveaux, comme les mariages entre deux êtres de race différente créent des types nouveaux.

Des dispositions organiques s'adjoignent à des dispositions antérieures ; l'individu va ressembler à son aïeul, bisaïeul, trisaïeul, &c... dans sa conformation extérieure, dans son tempérament, nous dirions volontiers dans son moût humain, dans ses diathèses, dans ses infirmités.

Cette action du principe fécondant traverse

une génération, exerce une action mystérieuse
& profonde, disparaît dans les suivantes, pour
reparaître tout à coup avec plus d'intensité
que jamais.

On trouve dans certains êtres peu élevés en
organisation des exemples curieux d'atavisme
fécondant : chez les pucerons, dit-on, une
seule fécondation traverse neuf générations
d'insectes qui tous naissent fécondés & engendrent spontanément. Dans ces cas, l'individu
de la neuvième génération a reçu la vie, sa
forme & ses instincts d'un *octaïeul* depuis
longtemps disparu.

Les éleveurs s'occupent avant tout de l'atavisme, & ils ont soin de ne choisir dans les
reproducteurs que des êtres sans tare trans-
missible.

Combien nous sommes inférieurs à ces
sélectionneurs d'animaux, quand il s'agit de
nos mariages, & quelles erreurs, quelles tristes
conséquences cette négligence ne cause-t-elle
pas?... Dans l'histoire de la criminalité humaine,
l'atavisme intervient très souvent, & le légis-
lateur qui ne tient aucun compte de cette loi
naturelle commet une injustice énorme. Nous
avons tort de ne point avoir des établissements
où les criminels ataviques soient traités en
malades plutôt qu'en forçats.

L'éducation surveillée, dirigée vers l'idéal, une gradation dans l'évolution de l'homme vers ses destinées ultimes, l'exercice de la volonté & des facultés psychiques ont été pour un grand nombre de ceux qui les ont rencontrés, des stimulants & des redressements puissants des infirmités ataviques, physiques ou morales.

L'atavisme scrofuleux, syphilitique, tuberculeux, cancéreux, arthritique, est justiciable de l'emploi prolongé des ferments thérapeutiques.

Ceux-ci en effet ont une action efficace contre les maladies microbiennes & leurs toxines, dont ces atavismes ne sont que l'expression.

Cette loi de l'atavisme est universelle, dès qu'il s'agit de la cellule. Nous pouvons, depuis que nous nous occupons de l'*élevage* de nos cellules-ferments, suivre les effets thérapeutiques de jour en jour meilleurs, à mesure que par atavisme se créent & s'engendrent des ferments de plus en plus sélectionnés. Et pour peu qu'on y réfléchisse, il n'y a rien qui se conçoive plus facilement.

Le nombre de générations successives à travers lesquelles ont passé les ferments est déjà très considérable : c'est une avance prise pour ainsi dire sur tous ceux qui voudront, après nous, s'adonner aux mêmes cultures. Il n'est point de médecin ni de cultivateur intelligent qui ne comprenne cet avantage des ferments que nous préconisons.

BLENNORRHAGIE

Suintement de leucocytes & de pus occasionné par le *gonocoque,* spécial à cette maladie. La transmission de cette maladie se fait d'une muqueuse à une autre par contact.

Le *gonocoque* est très cultivable sur la muqueuse de la conjonctive, & il faut toujours prévenir les malades de cette facilité de contagion, afin qu'ils ne portent pas les mains aux yeux.

Les ferments sont très indiqués en usage interne & en injections externes.

BLÉPHARITE

Inflammation des paupières. Elle est dite ciliaire, quand elle est à la base des cils ; elle peut envahir toute la paupière & passer très facilement de l'une à l'autre. Le plus souvent, elle est due à un microbe, tel que le staphylocoque doré ou à des streptocoques, quelquefois à de simples poussières minérales.

Les lotions avec de l'eau boriquée, ou avec une pommade au précipité rouge, suffisent souvent pour la guérison.

BRONZE DE LA PEAU

Maladie assez rare dont le siège paraît être la capsule surrénale. Elle est probablement microbienne.

Les ferments (usage interne) ont soutenu les forces défaillantes dans plusieurs cas qui se sont présentés à notre observation.

CARIE

La carie est due à un travail microbien.

La carie dentaire est la conséquence d'une acidification de la salive, produite par une association microbienne dans la bouche.

Il est impossible que la bouche, orifice dont le contact est direct avec l'air, ne soit envahie par tous les microbes *indifférents* ou *nocifs* qui se déposent sur les poussières atmosphériques. Ces microbes inoffensifs ou pathogènes peuvent trouver dans les gencives mal soignées, des milieux de culture favorables, rendre ces milieux acides & amener assez rapidement la carie ou la perte de l'émail dentaire.

Une fois l'émail enlevé, la dissolution des phosphates osseux est presque fatale ; la dent se creuse généralement dans la direction du nerf dentaire, ce qui occasionne les douleurs si fréquentes de la carie.

La carie interne des os est le plus souvent *tuberculeuse.*

La cause du mal indique ici le remède & la prophylaxie. Les soins aseptiques de la bouche au moyen des poudres de ferments sont le meilleur préservatif que nous connaissions. Dans ce cas, laisser baigner les gencives par l'eau additionnée de ferments.

En cas de carie quelconque, le pansement par les ferments (usage externe) est indispensable pour éviter la douleur & surtout pour oblitérer la cavité.

CHANCRE INDURÉ

. Production dure que l'on observe dans le tissu cellulaire à l'endroit où a eu lieu le contact virulent de la syphilis.

Le chancre induré est regardé comme un signe *patent* d'introduction du virus dans le moût humain. Verchère a montré que cette induration n'est pas indispensable.

Contre le chancre induré, simple friction mercurielle & soins généraux après conseil demandé à un médecin.

CHARBON

Maladie du mouton & des bestiaux amenée par l'introduction de la bactérie charbonneuse de Davaine.

L'homme est moins susceptible de cultiver en lui le charbon que les ruminants. Néanmoins, il peut le subir par contagion, en traitant des détritus ou des peaux provenant d'animaux charbonneux.

Au siège de l'introduction se rencontrent une tuméfaction & une coloration noire qui est due à la rapidité de l'action oxydante du bâtonnet charbonneux. Quand la maladie est prise à temps, on fait une incision cruciale & des injections au pourtour de la tuméfaction avec l'iode en teinture plus ou moins concentrée.

On n'a point utilisé pour obtenir un effet *curatif* le vaccin anti-charbonneux de Pasteur dont on se sert comme moyen *préventif* dans l'élevage. Pourquoi ?

C'est par millions que l'Institut Pasteur a pu fabriquer des tubes vaccinants depuis plus de vingt ans, & ceux-ci ont préservé d'innombrables troupeaux.

CHOLÉRA

Il n'y a pas, a démontré Metchnikoff, qu'un *seul* microbe du choléra ; il y a des microbes, dont l'un en virgule, inoffensif souvent, devient d'une virulence extraordinaire, quand il s'associe à certains autres qui ne seraient pas, paraît-il, toujours les mêmes.

Aujourd'hui, il en est du choléra comme de la fièvre typhoïde ; telle personne peut impunément porter dans son tube digestif l'un & l'autre microbe & ne pas s'en trouver incommodée ; mais qu'il surgisse un manque de résistance, un surmenage, une dépression morale, le milieu devient favorable, & le bacille inoffensif tout à l'heure est tout à coup virulent.

En cas d'épidémie cholérique, il faut employer les toniques, l'injection de peptones de levûres, additionnées de sérum artificiel pour obtenir la tension artérielle.

L'énergie morale doit entrer ici en première ligne ; elle est indispensable.

Cette question de tension artérielle joue un rôle des plus importants dans toute invasion des microbes & des virus. Elle est une des principales conditions de résistance.

Les ferments et leurs peptones sont plus indiqués que jamais.

F. H.   12

CHORÉE

Affection d'ordre rhumatismale qui implique une incoordination dans les mouvements voulus.

Il est probable qu'il y a un micro-organisme, cause des stases sanguines qui sont le propre de toutes les affections rhumatismales. Il y a dans ces cas un tel ralentissement des oxydations qu'il peut engendrer de graves désordres nerveux & des accidents cardiaques aussi nécessaires à surveiller que dans le rhumatisme articulaire aigu.

(Voyez *Rhumatisme articulaire*.)

COQUELUCHE

Toux quinteuse avec spasme respiratoire, suivie d'expectoration filante, où l'on trouve le microbe de la coqueluche.

C'est par l'expectoration que se transmet le mal d'un enfant à un autre. Mais ici encore, il faut admettre *la réceptivité* : un enfant qui a déjà eu la coqueluche est un mauvais terrain, & il est généralement indemne d'une seconde atteinte.

Chez l'adulte, la coqueluche peut être l'occasion de troubles spasmodiques graves & d'hémorrhagies naso-pharyngiennes.

Contre cette maladie microbienne, nous avons constamment préconisé un changement d'air au début. Tel cas manifesté à Paris est quelquefois guéri, si le malade se transporte à Orléans, à Amiens, à Nancy, par exemple.

Quand la maladie est confirmée, il y a cent moyens préconisés, ce qui veut dire qu'aucun n'est *spécifique*.

Un de ceux que nous conseillons consiste à faire brûler des baies de genièvre, pendant le jour, dans la chambre où les enfants atteints passeront la nuit. Il suffit de placer de l'alcool à brûler en contact avec les baies dans une terrine & de l'allumer. Il faut tenir les enfants pendant le jour, le plus possible au grand air sans les exposer au froid : c'est un bon moyen de diminuer les quintes.

On a prôné sans succès les inhalations d'oxygène, — les vapeurs d'eucalyptol, &c... Nous donnons des ferments toutes les deux heures par l'estomac & même, souvent, nous avons utilement pratiqué une injection.

CORYZA

Nom que la médecine a donné au rhume de cerveau, pour se venger, a-t-on dit, de n'en pas connaître le remède.

Comme prophylaxie, je conseille de se bien moucher, dès qu'arrive l'éternûment. Celui-ci est provoqué par un liquide irritant, acide, — sécrété par un microbe. — Il importe de rejeter au dehors ces premières sécrétions pour éviter leurs effets.

Nous avons quelquefois réussi à faire avorter le rhume de cerveau en prenant la poudre suivante :

> acide borique, 5 parties
> menthol,   1 partie

très finement pulvérisée.

COUENNE

Fausse membrane ou membrane, sorte de peau ou fausse peau plus ou moins feutrée qui se forme, au contact de l'air, sous l'influence d'une fermentation microbienne ou cryptogamique.

Ce symptôme apparaît dans la diphtérie, dans certaines entérites ou inflammations de l'intestin. Il ne se montre généralement que dans les cas de dépression nerveuse & sanguine : les vaisseaux bien tendus s'opposent à la *stase sanguine et au suintement pseudo-membraneux.*

L'air est indispensable à la formation des couënnes : c'est ainsi qu'on ne les rencontre jamais dans l'intérieur des tissus où l'oxygène est peu abondant ; ce phénomène est très remarquable dans la diphtérie. Il faut qu'il y ait plaie ou ouverture pour qu'il puisse se former une fausse membrane. Dans les voies aériennes supérieures, leur production rapide s'explique par la dépression sanguine & l'exposition très nette à l'air de la surface enflammée.

Nous avons eu l'occasion d'observer que la dépression sanguine joue un rôle considérable dans la formation des pseudo-membranes, & que leur chute est rapide par l'injection des sérums artificiels ou animaux. Nos observations remontent déjà loin & ont été confirmées par les travaux de M. Bertin (de Nantes).

M. Bertin (de Nantes) a été l'un des principaux promoteurs des injections de sérum animal, établissant par des faits cliniques leur influence. Il s'est incliné devant la vogue des sérums de Behring, comme nous l'avons fait nous-mêmes, tout en réservant pour les cas les plus nombreux des injections plus inoffensives.

Les ferments au début & pendant la maladie couënneuse sont *indiqués* pour lutter contre le ferment pathologique de la diphtérie.

CYSTITE

Inflammation de la vessie. Elle peut avoir pour cause l'invasion d'un *micrococcus* spécial, comme elle peut être due à une qualité spéciale de l'urine. En général, elle est la suite d'une inflammation des reins, passage de l'albumine, de cristaux uriques, ou globules purulents, &c., &c.

Tous les moyens directs (sondage, injections par la sonde, lavages, &c.) sont assez mal supportés. Nous préférons les moyens indirects : tisanes abondantes de chiendent & queues de cerises, — bains alcalins, avec deux kilogrammes de cristaux de soude, — bain où le malade est assis sur un gros sac de son. Nous conseillons aussi les *ferments* en injection directe dans la vessie & pris en poudre nutritive aux repas, pendant que l'on boit de l'eau d'orge germée.

Des applications d'ouate hydrophile chaude sur le ventre & sur les reins sont très utiles, à cause du *rhumatisme* qui est à la base de toutes ces affections de la vessie, de l'uretère & du rein.

DERMATOSES

On appelle ainsi d'une façon générale toutes les maladies de la peau.

La plupart sont des manifestations externes de l'altération du moût humain ; d'autres sont sous la dépendance exclusive de parasites connus ; d'autres enfin ont pour cause la saleté ou obstruction mécanique des pores du derme.

Aux parasites directement accessibles, il faut opposer les *antiseptiques*, & mieux encore les sulfures, qui les privent de l'air dont ils ont besoin pour se reproduire. C'est ainsi que la pommade de soufre d'Emmerich tue mieux le sarcopte de la gale que toutes les pommades mercurielles souvent dangereuses.

Aux eczémas, furoncles, lichens, psoriasis, &c., nous opposons la poudre de ferments deux, trois, & quatre fois par jour, ou les injections hypodermiques de ferments purs.

DIATHÈSES

Le mot grec signifie prédisposition, tendance.

Les médecins, enclins à faire des mots techniques ignorés du vulgaire, ont désigné par là toute prédisposition morbide qui produit une altération dans le moût humain & dont les effets sont des désordres d'apparences très diverses, suivant les tissus où ils se manifestent.

On a créé ainsi les diathèses lymphatique,

scrofuleuse, tuberculeuse, arthritique ou rhumatismale, herpétique ou dartreuse, syphilitique dite spécifique, hémophilique ou sanguine, cancéreuse que nous ne différencions point de la diathèse arthritique, parce qu'elle ne fait qu'une avec elle.

De même, les trois premières diathèses, *lymphatisme, scrofule & tuberculose,* ne sont, pour ainsi dire, que trois étapes de cette dernière maladie. Pendant les deux premières, c'est l'éprouvette du laboratoire qui se prépare pour la culture microbienne.

Le microbe n'a qu'à se présenter ; il est sûr d'être bien accueilli & de tomber en terrain favorable. Or le microbe tuberculeux se présente toujours en nos temps de contagion & en nos milieux d'agglomérations contaminées.

La diathèse arthritique, rhumatismale ou cancéreuse est une prédisposition aux ralentissements de nutrition, aux stases sanguines, au défaut de l'urée, & par conséquent à l'excès d'acide urique. Ces trois choses se tiennent & accusent une fermentation incomplète.

La diathèse herpétique ou dartreuse, est une tendance aux affections de la peau. Elle est héréditaire, paraît inhérente au chimisme du moût humain. Nous l'avons rangée parmi les maladies chimiques des humeurs.

Cependant, comme il est permis de le croire, une diathèse ne se forme dans une famille que sous l'influence d'une fermentation pathogénique ancestrale. La fermentation normale introduite par les ferments purs dans l'économie ne peut être que favorable à l'élimination des éléments dénaturés.

C'est ainsi que nous expliquons les magnifiques résultats obtenus par les *ferments purs* dans les cas d'eczémas généralisés & presque toutes les dermatoses furfuracées (pityriasis), papuleuses (lichen), vésiculeuses (eczéma), pustuleuses (impétigo), squameuses (psoriasis), tuberculeuses (lupus).

Nous n'hésitons pas à nous servir de cette médication dépurative au premier chef.

DIPHTÉRIE

Maladie caractérisée par les fausses membranes & la toxine qui se répand dans le moût humain. Le bacille dit « de Lœffler » n'agit & n'excrète ses toxiques qu'à la profondeur de la fausse membrane : c'est dans cette sorte de refuge qu'il se loge, se cantonne & fait son nid.

Ce qui fait le danger du bacille de Lœffler s'implantant sur une muqueuse enflammée, c'est sa reproduction rapide & la *toxicité* extrême de ses sécrétions. Le poison atteint le liquide sanguin, y amène une sorte de décomposition chimique dont *la nature intime* échappe encore aux investigations.

Le sérum artificiel employé au début de la diphtérie, ou l'emploi des ferments au commencement des maux de gorge, empêchent la diphtérie d'envahir l'économie.

En cas de nécessité, il faut se servir du sérum de l'Institut Pasteur, malgré les inconvénients connus.

En tout état, nous pensons utile de mettre une cuillerée de ferments dans l'eau tiède : on baigne la gorge constamment, & on avale ce bain de gorge.

L'estomac semble pouvoir digérer les produits diphtériques. (Peter.)

DYSENTÉRIE

Inflammation caractérisée par un flux intestinal exagéré qui peut atteindre l'émission sanguine.

Il y a un microbe spécial de la dysentérie

dans les pays chauds, cela n'est pas douteux.
Il amène rapidement la desquamation de la
muqueuse intestinale, jusqu'à destruction des
vaisseaux ; c'est de là que provient l'hémor-
rhagie intestinale qui accompagne presque
toujours la dysentérie.

Contre ce mal, les ferments doivent être pris
six fois en vingt-quatre heures par cuillerées à
café.

ÉCLAMPSIE

Convulsions déterminées par l'empoisonnement urémique chez les albuminuriques de
toute origine.

L'albuminurie est d'origine nerveuse, le plus
souvent.

· La lésion du rein ne vient qu'après. Elle
succède au passage d'éléments anormaux à
travers le filtre rénal.

Il faut toujours prévoir la possibilité de
l'éclampsie & faire très souvent l'analyse de
l'urine de la femme enceinte, la mettre au
lait, sitôt qu'il y a un soupçon d'albumine ou
de lésion rénale.

L'éclampsie ayant pour origine une plus
notable quantité d'urée dans le sang, & celle-ci
étant le plus souvent, sinon toujours, le résultat

d'oxydations incomplètes, les *ferments en poudre* peuvent être d'une très grande utilité pour les femmes enceintes, comme pour tout sujet en surmenage. Leur composition seule, connue de tous les médecins, peut témoigner de cette utilité.

Les oxydations se faisant plus intenses, la femme peut éviter le diabète de la grossesse & l'urémie.

Les accès convulsifs de l'éclampsie sont toujours graves : il est donc tout à fait nécessaire de prendre toutes les précautions pour les éviter.

ECZÉMA

M. Gaucher, à Saint-Louis, a donné une bonne division de cette maladie : aigu ou chronique, l'eczéma peut être *croûteux* ou *sec* ou *squameux,* lichénoïde avec papules.

Pour nous, nous voyons dans tous ces états une altération chimique du moût humain, contre laquelle il faut avant tout lutter par un régime végétarien, où le chlorure de sodium sera presque complètement exclu (charcuterie & poissons de mer).

Le laitage, ou mieux les eaux pannées, orge & houblon, le malt seront les boissons les plus recommandées.

L'usage des ferments *internes* de cinq à six cuillerées par jour ramènera, plus rapidement que tout autre traitement, une fermentation normale, surtout s'il est accompagné de ce régime végétarien.

ÉLÉPHANTIASIS

Proportions gigantesques prises par un ou plusieurs membres ; épaississement de toutes les parties qui constituent la peau, glandes sudoripares avec leurs conduits, cellules épithéliales du derme & de l'épiderme.

Chose extraordinaire ! cet état qui fait ressembler les pieds de l'homme aux pieds de l'éléphant, n'a point l'air d'affecter l'organisme.

Contre cette maladie spéciale à certains climats (*Éléphantiasis des Grecs, Éléphantiasis des Arabes*), nous ne connaissons guère de remède. Les ferments en injections sous-cutanées pourraient & doivent même être essayés ; car nous sommes évidemment ici en présence d'une fermentation défectueuse, exagérée à la périphérie, ralentie aux centres.

Les ferments internes par l'estomac & par les injections méthodiques peuvent être tentés.

ENDOCARDITE ULCÉREUSE

Complication assez fréquente du rhumatisme articulaire aigu, — maladie essentiellement due à un microbe (microcoque ou pneumocoque en association).

Cette maladie a été combattue avec succès en Angleterre par le Dr Manders, au moyen de l'injection de ferments purs dans la région cardiaque, chez un malade du Dr Sir William Broadbent.

Dans son beau livre, *The Ferment Treatment*[1], le docteur Manders cite avec nombreux détails l'observation de ce malade qu'on avait le droit de considérer comme perdu & à qui l'injection de ferments en pleine crise aiguë rendit la santé.

L'injection de *ferments purs* suffirait pour enrayer la maladie brusquement. Comme elle est inoffensive, le médecin a tout intérêt à ne pas la retarder.

ENTÉRITE

Inflammation de l'intestin, le plus souvent d'origine microbienne.

[1] *The Ferment Treatment of cancer and tuberculosis* by Horace Manders, F. R. C. S., M. D. — London, The Rebman Publishing CO Limited, 129, Shaftesbury Avenue, Cambridg-Circus, 1898.

Les microbes les plus divers peuvent ici s'associer au microbe, ordinaire habitant de l'intestin & dénommé *bacillus coli commune* ou *bacille commun du colon*.

Très étrange la vie de ce microbe ! les microbiologistes semblent lui prêter de vraies colères, pendant lesquelles il sécrète des virus, sous l'influence de certaines excitations ou en présence de certains autres microbes fâcheux.

Il y a telles mœurs par trop capricieuses attribuées par les savants au *bacillus coli commune*, pour que ces données scientifiques ne nous cachent quelque ignorance. L'avenir la dissipera sans aucun doute.

Quand l'entérite est tuberculeuse, elle se manifeste par un agglomérat ganglionnaire péritonéal & inguinal. — Le *carreau* des enfants est le type de cette affection.

Il faut, pour qu'il y ait *entérite*, une inflammation de la paroi interne de l'intestin ; & celle-ci se traduit le plus souvent par des phénomènes diarrhéiques, des déjections pseudo-membraneuses, sanguinolentes ou non ; d'autres fois à la constipation opiniâtre succède la débâcle. L'affaiblissement & la mélancolie accompagnent presque toujours l'état de l'intestin.

L'immortelle distinction d'Hippocrate nous

vient ici en mémoire. Elle est assez remarquable pour être signalée.

On sait que le sage médecin de Cos avait divisé tous les malades en deux catégories, suivant que les maladies lui paraissaient localisées *au-dessus* ou *au-dessous des côtes*. Le diaphragme était pour lui le point de démarcation de deux phénomènes très curieux.

Il avait remarqué en effet que les *malades d'au-dessus des côtes* (épicondriaques)[1] ont le caractère tout différent de ceux qui sont *malades d'au-dessous des côtes*.

Les premiers, malades de la poitrine ou du cerveau, conservent une certaine gaîté jusqu'à la fin de leur existence ; ils s'entretiennent de leur mal, comme s'ils racontaient le mal d'autrui, forment mille projets d'avenir.

Ainsi font les malades du cerveau. Souvent, on les voit affectés du délire des grandeurs, d'une satisfaction, d'une ambition démesurées ; rarement, on les surprend tristes.

Tout le contraire s'observe chez les malades d'au-dessous des côtes ou hypocondriaques. Un homme, fût-il le plus gai, quand il est

---

[1] Ἐπί au-dessus χόνδρον (côte), d'où épicondriaques, ὑπό au-dessous χόνδρον (côte), d'où hypocondriaques.

éprouvé par la lésion gastro-intestinale, hépatique ou splénique, devient mélancolique & taciturne ; il est préoccupé de son état, obsédé par l'idée de son mal & l'entrevoyant avec une tristesse que n'a pas l'épicondriaque.

Chose curieuse ! chez le dément, vous voyez changer l'humeur & les préoccupations, suivant le fonctionnement des organes digestifs. Ceux-ci sont-ils embarrassés, obstrués, la gaîté fait immédiatement place à la mélancolie qui va jusqu'aux préoccupations du suicide.

Dans l'entérite, il y a presque toujours une grande dépression morale que le médecin doit combattre par les révulsifs extérieurs sur le ventre, pointes de feu, cataplasmes belladonés ou laudanisés, &c.

Nous recommandons l'usage des ferments internes avant chaque repas, & deux fois par jour la poudre cicatrisante en lavement (une cuillerée à café pour un litre d'eau qui a bouilli).

L'injection sous-cutanée de ferments sera faite tous les quinze jours par le médecin.

Nous avons ainsi obtenu des guérisons déjà très nombreuses de ces affections.

ÉRYSIPÈLE

Éruption de la peau avec œdème *en relief*.

La cause est le développement, dans le derme épaissi, du *streptocoqué*. Le même microbe occasionne la septicémie ; on le découvre dans la scarlatine.

L'érysipèle serait donc une inflammation du tissu lymphatique du derme produite par l'introduction du streptocoque.

Il y a, au début, tous les signes de l'invasion d'un micro-organisme : frisson initial, vomissements, un peu de congestion ganglionnaire, au pourtour du point de l'introduction.

Il se dessine une sorte de plaque élevée à sa circonférence, en relief, rosée, qui s'étend au bout de quelques jours.

Il y a de l'œdème, des démangeaisons, de l'insomnie, de la température à 39° parfois à 40°, au début ou quand l'envahissement gagne en largeur.

Dans la seconde période, quand il y a eu défaite leucocytaire, il y a du pus dans une série de petites vésicules blanchâtres qui se sèchent ou s'étendent en une grande plaque suppurante.

On a naturellement fait de nombreuses divisions de cette maladie ; mais nous ne croyons pas devoir ici nous y arrêter, les jugeant inutiles à notre sujet.

En cas d'érysipèle, il faut appliquer sur la partie œdématiée une compresse d'eau qui a préalablement, bouilli, & saupoudrer, partout où la peau a rougi, avec la *poudre externe* dite *cicatrisante* de nos ferments.

Une *injection de ferments* combattra la fièvre.

On absorbera par l'estomac la *poudre interne de ferments :* deux cuillerées à café avant chacun des repas.

Notre remède ici est des plus rapides, comme dans toutes les circonstances où il s'agit du staphylocoque ou du streptocoque.

EXOSTOSE

Maladie de l'os consistant en un épaississement du périoste.

Elle reconnaît pour principale cause une affection spécifique, telle que rachitisme, syphilis, &c.

Cette maladie peut passer très longtemps inaperçue, surtout quand elle survient aux os du crâne : la lenteur du développement est la caractéristique de l'exostose & la différencie des tumeurs (enchondromes, ostéo-sarcomes) avec lesquelles on pourrait la confondre.

L'exostose intra-cranienne, c'est-à-dire le développement osseux à la surface interne des os du crâne ne s'annonce pas par des signes de compression : elle ne se traduit par des signes d'aliénation mentale, de paralysie partielle ou générale, que lorsqu'il y a inflammation passagère ou chronique des méninges.

Tout ce qui se traduit par des troubles oculaires peut faire songer à une exostose intra-cranienne.

Contre toutes les lésions du tissu osseux, les cellules vivantes des *ferments en poudre*, tels que nous les avons présentés à la thérapeutique moderne, sont d'une efficacité incontestable. Nous sommes persuadés qu'il n'y a point de remède plus efficace ; il agit en attaquant la cause spécifique du mal & en comblant, pour ainsi dire, les lacunes spongieuses, grâce aux phosphates minéraux, nutritifs des cellules osseuses.

Nous conseillons aussi l'injection sous-cutanée de *ferments purs*, faite dans la nuque ou l'épaule du côté lésé.

On prendra trois fois par jour une cuillerée à café de poudre *nutritive* de ferments.

En cas de plaie, il faut éponger soigneusement, avec de l'eau qui a bouilli, la partie dénudée

& saupoudrer immédiatement avec *la poudre cicatrisante* de ferments.

Des exostoses très rebelles ont été améliorées par un traitement de plusieurs mois.

FIÈVRE (*en général*).

Nous avons traité de la fièvre en général dans la première partie de cet ouvrage, à l'occasion de la température fermentative humaine.

La fièvre est un état spécial *d'hyperoxydation* intra-capillaire, donnant lieu à une augmentation de température dans les cavités muqueuses & aux plis cutanés de l'aine ou de l'aisselle.

Ce phénomène est un symptôme qui accompagne la plus légère inflammation ou irritation chez certains sujets.

Pour ralentir ces oxydations, on emploie les gouttes de teinture de racines d'aconit, de cinq à dix-huit gouttes en vingt-quatre heures, dans la tisane de chiendent & de feuilles d'eucalyptus.

La phénacétine a été préconisée, ainsi que l'antipyrine : nous ne croyons pas à leur efficacité.

Combattre la *cause* de la fièvre est le seul moyen de l'abolir.

FIÈVRE PALUDÉENNE

L'introduction par le poumon ou les voies digestives d'un hématozoaire (Laveran) spécial à certains terrains peu remués & tout à coup mis à l'air, telle semble être la cause des fièvres dites paludéennes.

Les marécages, eaux stagnantes, terres à tourbes, terres vierges ou depuis longtemps en friche, sont les pays de ces productions miasmatiques : ceux qui s'y promènent vers le soir sont plus sujets à être contaminés.

La fièvre paludéenne est très connue de tous ceux qui ont vécu dans les colonies.

Jadis, la Sologne, aujourd'hui encore les bords de la Somme, près d'Amiens, sont les principaux foyers français.

L'*étiologie* a été longtemps discutée ; tout indiquait le parasitisme de cette fièvre ; mais il a fallu les recherches de Laveran pour amener une opinion soutenable.

L'hématozoaire est encore nié par un grand nombre de médecins : la majorité l'admet, tout en discutant sur le siège du parasite. Il se trouve dans le sang, disent les uns ; il est dans la rate d'après les autres.

Pour nous, la rate est la place où il se loge

& où peut-être il se reproduit le mieux : certaines circonstances l'entraînent dans la circulation ; &, quand il passe au bulbe, a lieu le *frisson*.

La *périodicité* est le caractère dominant de la fièvre paludéenne. Cette périodicité a souvent porté les médecins à se servir *empiriquement* du sulfate de quinine, en dénommant ces frissons & ces augmentations de température, des *fièvres à quinine*.

C'est, en tous cas, un essai à proposer, puisque les guérisons sont nombreuses. La quinine en injections de Mousnier est plus efficace, surtout sous la forme *d'huile* d'olives stérilisée par l'ébullition & légèrement alcalinisée. Introduite par voie hypodermique, elle n'irrite pas la muqueuse stomacale. L'injection de quinine doit être réservée au médecin.

DIAGNOSTIC DE LA FIÉVRE PALUDÉENNE. — Le frisson est le phénomène dominant de l'invasion microbienne dans le bulbe. On peut le calmer en appliquant à la nuque un *révulsif énergique*, tel que *l'eau chloroformée, volumes égaux*. Après une demi-heure en général, surviennent la *chaleur* & la *sudation*. C'est là l'accès de fièvre proprement dit, celui qu'on peut dire *classique*.

Mais à côté de ces phénomènes très nets, surgissent fréquemment des faits moins tapageurs. Tantôt, c'est une névralgie localisée, survenant à la même heure, après la digestion par exemple ; tantôt, c'est une sorte de *tic nerveux*, une contracture musculaire, une simple courbature. La caractéristique à chercher pour le médecin est la même : *la périodicité*. Elle suffit pour imposer le diagnostic, le plus souvent.

On a confondu la fièvre paludéenne avec la fièvre typhoïde & avec les fièvres dues à d'autres micro-organismes. Cette confusion est rare aujourd'hui.

Une cuillerée de poudre de ferments avant les repas est un préservatif.

En cas d'accès, une injection d'un tube complet de ferments.

Nous avons vu cesser, après une seule injection, des accès rebelles, chez des soldats revenus de Madagascar.

On peut donc essayer notre méthode comme toujours, sans le moindre danger & avec espoir d'un prompt succès.

Est-ce à dire que nous répudions pour la fièvre paludéenne le traitement par la quinine ?

Non ; mais nous conseillons vivement les ferments, là où la quinine n'a pas réussi. On s'en trouvera bien.

FISTULE RECTALE

Presque toujours signe d'invasion du tube digestif par le bacille de Koch.

Une fistule rectale met, par un trajet anormal, le rectum ou tube intestinal en communication avec le dehors. C'est une sorte *d'anus contre nature*. Cette affection est très pénible & exige des soins de propreté de tous les instants.

DIAGNOSTIC. — Au milieu d'une bonne santé, rarement troublée par la constipation, survient une certaine induration, non loin de l'orifice rectal ; douloureux au toucher, semblable à un furoncle qui commence, le point induré s'élargit, devient rouge & turgescent.

Un abcès se déclare, & presque toujours s'ouvre spontanément, sans intervention de chirurgien. Celui-ci n'a qu'à constater le trajet suivi par le pus & les résidus intestinaux.

La *fistule* est établie, & c'est par une *muqueuse excoriée* que le passage des déchets organiques s'est *effectuée en très minime partie*.

Contre la fistule rectale, nous employons notre méthode antituberculeuse qui consiste :

1° en une injection de ferments purs dans le tissu fessier correspondant à la fistule.

2° Poudre de ferments insufflée dans le trajet, après un lavage d'eau stérilisée.

3° Poudre de ferments par la bouche : une cuillerée à café pour commencer chacun des repas.

Faut-il opérer la fistule rectale?

Quelquefois, lorsque l'injection de nos ferments a échoué, après la sixième piqûre.

Voilà notre réponse.

Nous avons eu souvent le bonheur de guérir des fistules déjà anciennes, sans aucune intervention opératoire.

FURONCULOSE
(CLOUS, ANTHRAX)

Invasion du moût humain par le *staphylocoque* doré. Celui-ci agit comme un corps étranger qui vient, à un moment donné, se fixer à un point du derme & finit par sortir à un endroit quelconque avec le pus.

Le staphylocoque est migrateur; & cependant on peut voir qu'il a ses manifestations les plus électives au cou, à la figure, aux pourtours de l'anus, ou, chez la femme, aux lèvres.

Le *staphylocoque doré* est le microbe du *pus externe;* le *streptocoque,* celui du *pus interne,* avons-nous remarqué : l'un s'élimine par la peau, l'autre par les muqueuses ou par les séreuses. C'est ce qui fait le danger du second & la bénignité relative du premier.

Le moût humain se débarrasse facilement de ce parasite. On peut comparer les staphylocoques dorés à des aiguilles avalées dont l'élimination se ferait par la peau.

Dans un article remarquable que M. le professeur Brocq (de Paris) a consacré au *Traitement de la Furonculose par la levûre de bière*, il a émis l'idée qu'on peut impunément se servir de la *levûre vulgaire* de la boulangerie ou de la brasserie.

Nous avions pensé jadis que cela pouvait être inoffensif. Notre longue expérience nous a montré qu'il n'en était rien. *Les levûres de commerce sont pleines d'impuretés ; et il faut que le médecin, loin de les recommander, les proscrive de la thérapeutique humaine.*

Rien n'exige plus d'attention que la *préparation aseptique* des ferments thérapeutiques, & les maîtres qui ne se soucient pas de cette asepsie avouent implicitement qu'ils n'ont point la véritable notion des choses qu'ils emploient ou font employer par les autres.

C'est ici que nous osons, en toute confiance,

prescrire les ferments en poudre que nous avons introduits en pharmacie sur la prière instante de nos confrères.

La *furonculose* est une maladie générale & doit être traitée comme telle : il n'est point rare de voir une quinzaine d'éruptions furonculeuses sur le même sujet.

Après quelques jours de notre traitement, que nous avons été heureux de voir préconiser hautement par les maîtres de l'école française & de l'école allemande, la plupart des furoncles s'affaissent, se flétrissent ; & c'est à peine s'il reste une trace de cette singulière affection. Il ne faut pas hésiter à se servir de nos ferments dès le début.

Contre les furoncles uniques ou multiples, l'usage des ferments (usage interne) suffit par l'estomac : une cuillerée à soupe par repas. (Brocq, Boyer, &c.)

GALE ou SARCOPTE

Élevures de la peau en forme de sillons ; à l'intérieur de ces voussures se loge le sarcopte de la gale.

Ce parasite ne se met en mouvement que la nuit ; il cause alors des démangeaisons intolérables.

La gale est contagieuse.

Le remède le plus connu est celui dénommé « la Frotte » de Saint-Louis (Hôpital). Cette frotte consiste : 1° à faire prendre un bain alcalin d'une heure ; 2° à être *frotté* très vigoureusement partout où l'on voit trace de sillon, avec la *pommade* dite *d'Hemmerich* (soufre & axonge). — Pendant ce temps, les vêtements sont mis à l'étuve sèche à 110°.

Ce traitement est généralement très efficace. On peut le faire moins bien chez soi ; & quand on a la gale, il vaut mieux se faire soigner avec les galeux de Saint-Louis.

INFLUENZA

Maladie désignée aussi sous le nom de grippe infectieuse, due à l'invasion d'un microbe spécial.

On se rappelle l'incertitude qui régna en 1890 à son apparition chez les employés du Louvre & au lycée Saint-Louis.

Grave discussion aux Académies !!! Le vieux savant Quatrefages seul fut à la hauteur du sujet, en démontrant qu'il avait décrit tous les symptômes de la soi-disant « dengue » dans un petit volume publié à Toulouse, en 1833, sur la grippe & son caractère infectieux.

L'Académie ne voulut point démordre de son erreur ; &, rougissant d'avoir méconnu la grippe, elle adopta l'*Influenza,* nom italien que le moyen âge donna à la grippe de 1250.

Les salons trouvèrent plus élégant d'avoir l'Influenza ; & depuis 1890, le mot reste pour désigner une inflammation spéciale des muqueuses, déterminée par un microbe en association avec le streptocoque ou certains bâtonnets mal définis. Le plus souvent, quand le pneumocoque s'associe au microbe spécial de l'Influenza, le malade meurt de pneumonie infectieuse en trois jours.

L'influenza semble n'avoir point quitté les pays qu'elle a envahis depuis 1890 ; la plupart des médecins sont heureux de trouver en elle une explication à une foule de phénomènes morbides qui échappent à leur compréhension. Le malade lui-même se contente volontiers de cette explication, & le mot suffit : c'est une raison majeure pour le garder.

Comment se manifeste l'influenza ?

De bien des manières : le *microbe influen-ţique,* comme presque tous les micro-organismes, s'arrête chez le sujet en infériorité de résistance ; chez celui-ci, dans l'organe le plus faible. C'est ainsi qu'on a pu signaler des formes de l'influenza pulmonaires, hépatiques, gastriques, ovariques, utérines, intestinales, encéphaliques, &c., &c... La série des descriptions ou des analyses est déjà longue & reste indéfinie.

La forme admise par tout le monde comme la plus grave est la forme pulmonaire, ou *pneumonie infectieuse*.

Scientifiquement, elle peut être considérée comme l'association du *pneumocoque* & du *bâtonnet influenzique*. Le pneumocoque évoluant dans l'espace de trois fois vingt-quatre heures, ou en une moyenne de quatre-vingts heures, le malade se trouve guéri ou tué en ce laps de temps. Le soutenir en *supériorité de résistance* pendant cette évolution du microbe pneumonique, telle est la vraie ressource offerte par la médecine.

Le vin de champagne coupé avec de l'eau qui a bouilli, la potion classique de Todd, une grande surveillance de tous les émonctoires pour l'élimination des déchets qu'accumulent la fièvre & la mort fatale des microbes après le troisième jour : ce sont là toutes les défenses à opposer au mal.

Nous avons ajouté un moyen puissant dans

l'introduction intra-organique d'éléments vivants, augmentant la résistance & amenant du renfort aux cellules défaillantes.

La leucocytose est trop souvent impuissante devant l'invasion & la reproduction rapide du pneumocoque.

Spillmann de Nancy a eu l'idée des injections térébenthinées pour favoriser la leucocytose : *il fabriquait du pus aseptique;* mais le pus, même aseptique, est la conséquence d'une défaite : les globules du pus ne sont, pour la majorité des biologistes, que des *leucocytes expirants* ou *tués.*

C'est donc de la matière vivante qu'il faut injecter, matière dont le produit est un alcool naissant, de même ordre que celui que fabrique la cellule humaine, dans sa fermentation aérobie.

Les *ferments purs* présentent ces avantages ; de là des succès incontestables, dus à la supériorité du traitement.

Il faut faire prendre au malade toutes les deux heures une cuillerée de poudre de ferments dans un peu d'eau sucrée, ou dans du lait coupé avec de l'eau stérilisée.

Quand l'influenza est supposée, de suite injectez un tube de ferments inoffensifs &

protecteurs. En cas de pneumonie infectieuse déclarée, essayez encore.

Le Dr Félix de Bruxelles nous a signalé trois succès. Nous en avons eu plusieurs, quand tout semblait perdu.

Dans toutes les autres formes d'influenza, quels que soient les phénomènes, c'est encore aux ferments purs que nous aurons recours, persuadés qu'ils sont capables d'engendrer une plus grande force de résistance individuelle.

N'oublions pas qu'ils constituent à la fois la médication & la nourriture. Le malade se nourrit de cellules vivantes, au lieu de se contenter des cellules mortes que lui livrent les aliments ordinaires.

LARYNGITE

BACILLAIRE — GRANULEUSE — INFLAMMATOIRE SIMPLE. ESQUINANCIE.

Presque toujours une laryngite rebelle est due à un travail microbien. La plus tenace, j'allais dire la plus pernicieuse, est celle de la tuberculose.

Quand on peut atteindre les granulations tuberculeuses, il est quelquefois bon, mais pas toujours, de les cautériser. Nous disons *pas toujours,* parce qu'il est fréquent que la cautérisation enflamme les tissus voisins, qui deviennent ainsi de bons terrains tuberculeux. C'est au spécialiste *consciencieux* à s'apercevoir de cette propagation & à s'arrêter à temps.

La laryngite simple se guérit spontanément. Quant à celles qui sont dues à des microbes autres que celui de la tuberculose, il faut chercher la cause dans les corps étrangers comme les poussières, les liquides acides, les acidités des gaz de l'estomac amenant un chatouillement qui provoque la toux & l'enrouement.

Sublata causa, tollitur effectus : Supprimez les causes, vous supprimez les effets. Ce principe est ici applicable le plus souvent.

Quelle que soit la nature de la laryngite, nous faisons garder les ferments avec un peu d'eau tiède, comme bain local dans la gorge, avant de les avaler : nous avons vu cesser souvent des extinctions de voix de plusieurs années.

Nous osons affirmer que ce bain local des ferments est très favorable à la voix, ou netteté du larynx.

Nous connaissons nombre de personnes, officiers, prédicateurs, chanteurs, ayant réussi par des gargarismes *silencieux,* autrement dit par ces bains locaux répétés de la gorge, à donner une vigueur nouvelle à leurs cordes vocales.

LÈPRE

Maladie caractérisée par une éruption crouteuse & pustuleuse des téguments.

Le microbe de la lèpre est un bâtonnet plus gros & plus court que celui de la tuberculose. Il est très lent à s'éliminer & se développe facilement chez les individus malpropres. Les dépôts sébacés, qui donnent cette sorte de *reluisant* à la peau, & que Marey assimile à la *cire des parquets,* favorisent la culture du microbe.

On peut voir réapparaître la lèpre quand réapparaît la malpropreté.

L'hygiène & l'isolement ont suffi, avec le grand air, pour extirper ce fléau des siècles antérieurs.

Quand on traitera la tuberculose de la même façon que la lèpre par les *Pavillons séparés* que nous voulons fonder en France, plus de la moitié des tuberculeux guériront & concourront à la prospérité de notre pays.

Les pays où la lèpre est encore fréquente sont les Antilles, la Guyane française ou hollandaise, Madère, certains districts de la Suède. En France même, elle n'a pas disparu, quoiqu'on dise. Il y a toujours de quatre-vingts à cent lépreux à Saint-Louis.

Partout où l'on peut la poursuivre dans sa contagion, on la rend plus rare, mais les spécialistes sont unanimes à la déclarer aussi tenace que les *lupus* les plus malins.

Le Dr Hamon, qui a longtemps étudié cette maladie à la Guyane française & dont la compétence en cette matière nous paraît la plus grande à Paris, nous a déclaré que c'est avec *les ferments injectés* directement ou à distance dans les parties infectées, qu'il a constaté les plus durables améliorations.

C'est à ce dermatologiste distingué que nous confions tous les lépreux qui s'adressent à nous.

LEUCOCYTHÉMIE

Quand il y a dans le sang trop de leucocytes, les phénomènes ressemblent beaucoup à ceux de l'anémie ; mais il y a de plus une tendance à la furonculose, à la suppuration.

L'excessive multiplication des globules blancs du sang s'accompagne, dit Wirchow, d'une dissolution plus ou moins grande de la fibrine avec diminution des globules rouges & augmentation de l'eau.

Il ne faut pas la confondre avec le scorbut, qui peut comme elle donner lieu à des hémorrhagies : l'*hémorrhaphilie* (ou tendance aux saignements) est du reste un des principaux signes des maladies chimiques du moût humain.

La leucocythémie s'accompagne souvent de l'*hypertrophie de la rate* qui peut devenir vingt fois plus volumineuse qu'à l'état normal.

Ici, comme dans la fièvre paludéenne dont l'effet est de produire de la *leucocythémie* & de gonfler la rate, les *ferments* pris de toutes manières sont indiqués au premier chef.

La *leucocythémie est aiguë* dans une foule d'affections fébriles : c'est un phénomène de défense de l'organisme contre le corps étranger.

Ce phénomène se reproduit avec d'autant plus d'intensité que l'attaque arrive de toute part, comme dans l'*invasion streptococcique* (microbe du pus interne). Les globules blancs livrent la bataille.

Dans la victoire, c'est la résolution de la maladie ; dans la défaite, c'est la formation du pus par mort des globules blancs. Leurs cadavres sont des corps étrangers nouveaux à éliminer.

Nous avons dit tout cela ailleurs, mais on ne saurait trop le répéter, car cette pathogénie d'une foule de maladies éclaire & simplifie nos connaissances d'une façon pratique. Elle explique surtout comment les ferments, cellules analogues aux globules blancs du sang humain, jouent un rôle capital dans la plupart des affeĉtions du sang.

La *leucocythémie est chronique* dans presque toutes les maladies à longue échéance ; c'est un effort constant, pour ainsi dire, des globules blancs à se débarrasser des parasites. Pâleur jaunâtre, souffles dans les gros vaisseaux du cou, étouffements, hydropysies partielles ou générales, souvent hémorrhagies sous la peau, sous les muqueuses ou dans les organes : voilà les principaux signes de la leucocythémie chronique.

Ce sont ceux de la déchéance organique progressive, du ralentissement des fermentations intra-humaines, contre lesquels des ferments vivants lutteront avantageusement.

MAL DE BRIGHT ou ALBUMINURIE

L'albuminurie est une maladie caractérisée par le passage de l'albumine du sang à travers le filtre du rein.

Y a-t-il toujours lésion rénale dans l'albuminurie ?

Nous ne le croyons pas ; & dans bien des cas d'albuminurie transitoire, il n'y a aucune lésion, mais simple dilatation ou encore pression artérielle & veineuse exagérée.

C'est l'explication de nombreux cas d'albuminurie nerveuse.

Quoi qu'il en soit, *toute albuminurie* demande une sérieuse surveillance & une analyse de tous les *éléments urinaires*, environ chaque quinzaine, afin d'aller au devant des phénomènes d'intoxication que provoque l'urée en excès dans le sang.

Des auteurs anglais ont rapporté des cas d'albuminurie durant vingt ans & même vingt-deux ans, sans intervalle.

Il est évident que ces observations heureuses concordent avec une hygiène bien comprise. A cet effet, il est bon de savoir quelle est la cause de l'albuminurie & quels sont ceux qui deviennent plus facilement albuminuriques.

Ce sont les gros mangeurs, les goutteux, les avaleurs de grosses viandes & buveurs de bons vins. On reconnaît à ces signes les arthritiques de tous les pays tempérés ou froids.

Le lait ou la mort, disait jadis notre jeune & déjà grand maître Maurice Raynaud, quand il prescrivait le régime de l'albuminurique.

Nous avons le droit d'être bien moins sévères.

Évidemment, quand on peut, comme le conseille le Dr Monin, envoyer son malade à la campagne, lui procurer une vache jeune, bien nourrie, bien portante, porteuse d'un lait de deux ou trois mois, c'est là un idéal pour ramener à zéro le taux de l'albumine & mettre le rognon au repos.

Le lait est sédatif & éliminateur. La viande contient trop d'albumine & rend la peptonisation complète plus difficile.

Il faudrait ranger l'albuminurie essentielle parmi les *maladies chimiques du moût,* en ce sens que dans ces cas, il y a trop d'albumine dans le *milieu* humain ; mais d'un autre côté, la cause pour laquelle il y a trop d'albumine dans

le sang & les humeurs, est souvent microbienne; & c'est ce qui nous permet de ranger
le Mal de Bright parmi les maladies microbiennes.

En tout cas, c'est une maladie de dénutrition.

Dans la néphrite aiguë ou chronique
(inflammation des reins), il y a échappement
de l'albumine dans les urines ; mais alors c'est
le *filtre seul* qui laisse passer le *marc :* ce sont
les mailles du filtre qui se brisent, s'ulcèrent
ou se distendent, & qui permettent le passage
insolite des matières albuminoïdes du sang.

Après la maladie, le tissu peut se réparer, &
le phénomène anormal, cesser.

Le régime exclusif du lait avec l'exercice au
grand air, disions-nous, n'est point admissible
dans sa rigueur, le plus souvent. Nous
connaissons cependant des exemples de malades
énergiques qui se sont mis à ce régime pendant cinq & six ans.

Un commerçant de la rue Vivienne que
nous connaissons ne prend que du lait : une
tasse, dosée à un quart de litre, est prise pendant les seize heures qu'il passe éveillé,

environ toutes les heures & demie; la consommation journalière atteint entre 6 & 7 litres.

L'habitude ou la volonté a engendré la nécessité de ne pas prendre d'autre nourriture; car, quoique guéri depuis plus de cinq ans, notre ancien malade n'a pas tenté d'autre régime.

Disons de suite que c'est là une exception; car si le lait ne fait point perdre en graisse, à cause du beurre qu'il renferme, les forces musculaires sont en déperdition : il survient des palpitations cardiaques au moindre effort.

Vergely prétend que le lait enlève une quantité de matières azotées du corps humain, « en *lavant* & en *drainant,* dit-il, nos tissus organiques ».

A notre avis, c'est le régime mitigé qui doit être adopté.

Des œufs, de 2 à 6 par vingt-quatre heures; peu de blanc. Nous conseillons presque toujours de prendre le jaune d'œuf à la cuiller, frais, avec ou sans sel, comme on avale un cachet limousin, sans le casser dans la bouche. Pris de cette façon, nos malades l'ont baptisé du nom d'*œuf-pilule*. Nous en voyons prendre parfois de 10 à 15 par des personnes très affaiblies.

Aux œufs, ajoutons les fromages frais, les poissons d'eau douce, les légumes verts en purées, les volailles, cervelles, veau bien cuit, agneau.

Ce qu'il faut éviter, ce sont les gibiers, les viandes rouges, les charcuteries, les mollusques, le sucre de cannes, les radis, la moutarde, l'alcool, le café, le thé, très excitants & funestes aux albuminuriques. Les aliments très dangereux sont tous les extraits, les consommés, &c.

Le Dr Monin trace assez bien le régime du brightique : « Il ne faut pas sortir, dit-il, des viandes fraîches très cuites, braisées, gélatineuses : poule au riz, tête de veau, bœuf mode. En hiver, les purées de lentilles, fèves, pois, haricots, pommes de terre, carottes, céleri, chicorée, artichauts, crosnes ; le macaroni, les nouilles, le gruau, la semoule, le tapioca ; le beurre frais, les huiles, le chocolat compléteront le menu alimentaire. On évitera les sucreries & pâtisseries, les condiments (sauf le sel, l'oignon & le jus de citron), les légumes acides (oseille, tomate) ou trop riches en potasse (épinards). On redoutera, surtout le soir, la surcharge gastrique par les repas trop copieux. Voici un type excellent de régime mixte, proposé par Sée pour éviter tout travail aux reins malades & réparer suffisamment les pertes de l'organisme : 1 000 grammes de lait, 250 grammes de pain blanc grillé, 500 grammes de potage (purée ou panade), 100 grammes de macaroni, pâtes ou pommes de terre, 50 de beurre, 50 de sucre pour 24 heures.

« L'albuminurique fera, journellement, un exercice progressif en plein air, exercice dont la sensation de fatigue lui tracera les limites. Il évitera la marche forcée, le travail manuel pénible, le froid, l'humidité, les variations de température, le surmenage des centres nerveux. Il recherchera la chaleur, l'air sec, l'égalité du climat & favorisera les éliminations nécessaires par le moyen des frictions sèches & humides, des massages modérés, des bains d'air chaud & des purgations légères tous les trois ou quatre jours. »

MALARIA

Nous avons enregistré un grand nombre de cas de fièvre paludéenne ou *malaria* guéris après une seule, maximum trois injeЄions de *ferments purs.*

C'est donc avec la plus grande confiance que nous recommandons nos injeЄions à nos confrères des pays à fièvre.

C'est dans *la région de la rate* que nous croyons l'injeЄion plus efficace.

Voyez Fièvre paludéenne.

MÉNINGITE TUBERCULEUSE

Presque toujours les phénomènes méningitiques sont dus à des granulations tuberculeuses disséminées en très grand nombre à la surface interne des méninges.

Nous engageons nos confrères à ne point attendre pour faire nos injeЄions de ferments que la méningite soit bien diagnostiquée. Qu'ils la pratiquent, dès qu'il y a des phénomènes prémonitoires : surexcitabilité exagérée, inappétence, anorexie, constipation, terreurs nocturnes, &c... toutes choses qui annoncent la préparation du terrain. Devant ces signes, nos injeЄions, étant inoffensives, doivent être tentées.

L'inflammation des enveloppes cérébrales est la cause de la méningite.

Celle-ci a reçu des divisions multiples dont les principales sont : 1° la méningite simple ; — 2° la méningite granuleuse ou tuberculeuse ; — 3° la méningite cérébro-spinale épidémique, qui est une forme de typhus ou une fièvre typhoïde à forme méningitique ; — 4° la méningite rhumatismale ; — 5° la méningite chronique.

Nous ne pouvons ici entrer dans les détails différenciels de ces formes diverses de la même inflammation.

Ne considérant que la médication des ferments, nous expliquons les nombreux succès qu'elle a obtenus par l'*activité de la leucocytose qu'elle détermine,* par les échanges nutritifs qu'elle engendre, par la vigueur de la fermentation normale qui se substitue à la fermentation anormale.

Les ferments par l'estomac & par la voie cutanée sont indiqués avant tout autre moyen ; puis les purgatifs drastiques, non le calomel à cause de ses propriétés mercuriques antiseptiques ; mais l'eau de vie allemande, le sirop de rhubarbe, les lavements drastiques au tabac.

Les révulsions sur le crâne ou les sacs de

glace sur la tête ne signifient rien : on ne doit les employer que lorsqu'ils soulagent la douleur.

Contre les vomissements, prendre la potion de Rivière. Ne donnez jamais l'opium sous une forme quelconque, ni les bromures ; mais la valériane sous toutes les formes, en lavement, tisane, potions : on peut la donner à très haute dose, car elle est inoffensive.

Nous recommandons ici de favoriser l'action des ferments par l'absorption en lavement de miel avec décoction de valériane.

Les boissons miellées, la nourriture par le lait & les potages à fécules, tout ce qui peut transformer en vigoureuse fermentation normale cette fâcheuse fermentation pathologique.

MÉSENTÉRITE ou CARREAU

Maladie de l'intestin & du péritoine, qui est à l'intestin ce que la méningite est à la substance cérébrale. Elle est produite par des amas de granulations & le développement de glandes dites *strumeuses*.

Les *ferments en poudre* doivent ici être pris aussi souvent que le malade peut les tolérer.

On pourra même les donner en lavements nutritifs tous les jours, après une selle, de la façon suivante :

1º Jaune d'œuf ;

2º Un quart de litre d'eau qui a bouilli ;

3º Une cuillerée à *soupe* de poudre.

Bien mélanger & administrer ce petit lavement qui sera gardé.

Dans le carreau, on palpe un ventre dur, inégal, glanduleux : il y a souvent diarrhée alternant avec constipation. Jusqu'ici, cette maladie paraissait incurable ; la mort survenait par perforation intestinale & péritonite suraiguë.

Nous pensons pouvoir remédier à cette maladie grave par les ferments pris à l'intérieur, — par les injections sous-cutanées de ferments purs, par les ferments en lavement.

Nous avons plusieurs cas de guérison rapide que nous donnerons dans notre travail : *De la tuberculose traitée par les ferments.*

MÉTRITE

Inflammation de la partie interne de la matrice.
Elle exige des soins spéciaux.

Le médecin surveillera avec soin une métrite du col, chez toute personne dépassant l'âge de trente-cinq ans, de manière à s'apercevoir à temps s'il a devant lui une simple inflammation ou une affection d'origine cancéreuse.

Toute métrite chronique doit être soupçonnée d'être causée par une diathèse.

Le diagnostic précoce, ici comme dans la plupart des maladies de ce genre, peut rendre de grands services, en permettant un traitement hâtif.

OPISTOTHONOS

Contracture dans le tétanos. (Voir *Tétanos*.)

OPHTALMIE

Inflammation du globe oculaire.

Quand on prononce ce nom, on désigne ordinairement l'inflammation des nouveau-nés.

L'antisepsie proposée de l'œil par le nitrate d'argent est la méthode classique. Elle n'est pas inoffensive.

Nous soumettons aux ophtalmologistes l'idée d'injecter dans l'œil des ferments purs.

L'injection ne serait pas sous-cutanée, mais simplement intra-oculaire.

Nous avons ainsi rapidement guéri un commissionnaire de notre quartier, qui avait pris l'ophtalmie à ses enfants, atteints tous après le dernier né. La mère seule avait échappé à la contagion.

L'ophtalmie purulente des nouveau-nés est

très fréquente & très contagieuse. Elle est produite par un streptocoque spécial, semblable en culture au gonocoque. La repullulation de ce microbe est très rapide.

L'élément douleur est à peine sensible, à moins que l'inflammation ne parvienne jusqu'à la cornée & vers les ramifications du nerf optique. Dans ce cas, les douleurs sont péri-craniennes & intolérables.

L'iris peut être atteint aussi ; alors c'est l'irido-choroïdite ; l'œil suppure : il y a *hypopion* & l'œil se vide. Il est perdu.

Pour ne pas perdre de temps contre une affection si grave, il faut immédiatement employer les ferments en lotion, cinq & jusqu'à dix fois par jour. Ils sont toujours inoffensifs en lotion & sont extrêmement utiles.

La dose est d'une cuillerée à café de poudre de ferments (usage externe) pour un 1/2 verre à bordeaux d'eau tiède.

OREILLONS

Mot vulgaire pour désigner l'inflammation de la glande parotide (ou parotidite).

Le gonflement douloureux de la glande parotide survient souvent épidémiquement.

La glande parotide fournit, dès le début de l'inflammation, une salive épaisse qui trouve à peine son issue. Souvent le conduit se bouche & l'inflammation n'en devient que plus pénible.

Le gonflement de toute la région parotidienne est parfois très grand.

La *résolution* de l'inflammation est la règle ; la suppuration de la glande est l'exception ; ce qui est moins rare, c'est la *métastase* sur la mamelle ou sur le testicule, glandes de tissu analogue.

Il faut donc avoir présente à la pensée cette complication, & dès le début du mal faire prendre les ferments à haute dose : toutes les deux heures, un bain local de la bouche avec avalement d'une demi-cuillerée à café de poudre de ferments (usage interne) dans un peu d'eau tiède.

PHLÉBITE

Inflammation de la tunique interne des veines.

Toujours sérieuse, & demandant de grands soins, à cause de la formation du caillot migrateur qui peut oblitérer les artères cérébrales (embolie).

Contre la phlébite, le repos avec position

centripète du membre atteint, pour faciliter le retour du sang au cœur & empêcher la stase ; applications d'eau blanche sous cataplasme de farine de lin.

Les ferments à l'intérieur (trois fois par jour) peuvent avoir une *influence indirecte*, en agissant sur le moût humain & lui rendant sa densité normale.

PHLEGMON (*Voir* SUPPURATION)

Inflammation du tissu cellulaire sous-cutané, d'origine microbienne, le plus souvent.

Le siège ordinaire de phlegmon est le tissu cellulaire ou conjonctif. Il est vis-à-vis de celui-ci ce que l'*adénite* est vis-à-vis des glandes.

Neuf fois sur dix, a-t-on dit, un phlegmon des membres naît autour d'un vaisseau lymphatique après une blessure des extrémités des membres.

Il est *circonscrit* ou *diffus,* suivant que l'inflammation se répand plus ou moins loin du point d'origine.

Le phlegmon indique toujours un mauvais état général qui met les leucocytes en fâcheuse posture de combativité & prépare leur défaite.

Le pus apparaît donc très vite, & il faut lui donner issue largement, quand il est formé,

Nous croyons qu'on peut renforcer les leucocytes par une injection de ferments purs & amener la résolution, au début du mal.

Contre le mauvais état général, il ne faut pas hésiter à prendre quantité de ferments en poudre, soit en cachets, soit en mélange dans l'eau ou le lait, sucré ou non, avant chaque repas.

On ne doit pas confondre le phlegmon circonscrit avec l'*érysipèle*, ni avec l'*angioleucite* (inflammation des vaisseaux), ni avec les *périostites*, ce qui est possible, quand le phlegmon est très profond.

Le chirurgien doit intervenir, dès qu'il y a du pus formé, afin de favoriser son élimination.

Ce qu'on peut demander aux ferments, c'est d'empêcher la mortification des leucocytes & de favoriser la résolution ; ce qui se voit par la chute de la fièvre & la disparition de l'inflammation.

PHTHIRIASE

Sorte de soulèvement de la peau occasionnée par l'éclosion d'une agglomération d'œufs de poux.

La traditionnelle *frotte* de l'Hôpital Saint-

Louis, est ici recommandée, comme pour la gale. (Voir *Gale*.)

On peut aussi conseiller la pommade suivante en *frictions énergiques*.

Onguent napolitain belladoné 10 gr.
Vaseline 40 gr.
Lanoline 20 gr.

Bien triturer, frotter fortement, & de préférence piquer avec une aiguille fine la *poche à poux*, pour faire pénétrer l'onguent.

PHTHISIES

Maladies de langueur que les Anglais appellent *Consomption*.

On a confondu longtemps sous ce nom les anémies pernicieuses, les langueurs, les atrophies nerveuses & les débilités cérébrales organiques, &c. Aujourd'hui, même en Angleterre, on entend par ce mot la *tuberculose*. (voir *Tuberculose*.)

Dans toutes les maladies où il y a amaigrissement, langueur, inappétence, dystrophie & défaut complet de nutrition, on doit essayer l'usage de la poudre de ferments avec des féculents très variés dans leur préparation, de préférence en purée, en supprimant les peaux des légumes.

On devrait, à la rigueur, appeler consomp-
tives toutes les maladies qui conduisent lentement les patients à la mort, & nous dirions
volontiers qu'une phthisie est une déchéance
lente & progressive de la constitution individuelle. On pourrait la comparer à une situation
précaire où l'acquit ne parvient jamais à com-
bler la dépense des éléments vivants.

En prenant la question à notre point de vue
spécial, la phthisie est une fermentation incomplète, dont la résultante est un degré alcoolique
inférieur au taux normal. Il n'y a pas assez de
formation d'alcool, partant pas assez d'élimination d'acide carbonique & d'eau. Toutes les
fonctions organiques sont de ce fait comme
atténuées : l'individu *traîne sa vie*, au lieu de
la mener vaillamment.

La fièvre qui a miné ceux qui sont atteints
d'une inflammation chronique quelconque
amène cette phase de dépression.

Nous avons donc une raison puissante de
toujours pousser à la fermentation la plus
vigoureuse, celle-ci étant la condition la meilleure pour entraver toute fermentation étrangère & éliminer tous les principes irritants.

Dans toutes les inflammations chroniques,
comme dans les affections aiguës, nous aurons

donc recours aux ferments thérapeutiques pénétrant de toute manière dans le corps affaibli.

PLEURÉSIE

Inflammation de la plèv.., souvent d'origine microbienne.

La plèvre, on le sait, est le sac si fin dans lequel se meuvent les poumons ; ce sac a deux feuillets dont l'un touche les côtes, l'autre frôle les poumons.

C'est lorsque les deux feuillets frottent l'un contre l'autre avec une certaine résistance qu'il y a tiraillement ou point de côté : la pleurésie commence quand le frottement devient plus dur, quand les deux feuillets chevauchent l'un sur l'autre péniblement. La pleurésie sera sèche ou humide, suivant qu'il y aura ou non épanchement entre les deux feuillets.

En cas de très gros épanchements qui repoussent le cœur & compriment les poumons, ponction ou empyème quand le pus est formé.

Ainsi que nous ne cessons de le répéter, toute inflammation produit un véritable retour des éléments cellulaires à l'état embryonnaire, c'est-à-dire à une multiplication anormale de cellules, immédiatement suivie d'exsudations exagérées : d'où épanchement & lutte des

leucocytes contre le microbe, cause de l'inflammation.

En cas de victoire des leucocytes, c'est la
résorption de l'épanchement ; en cas de défaite,
c'est la formation du pus.

Il faut alors éliminer celui-ci, & c'est l'opération qui s'impose sous le nom d'Empyème.

Nous n'avons pas à insister ici sur le diagnostic de la pleurésie ni sur les distinctions
basées sur le siège de l'inflammation pleurale ;
c'est au médecin à déterminer les interventions
révulsives ou opératoires.

Nous nous contentons d'exposer en quelques
mots notre pratique personnelle.

En présence d'une pleurésie, nous prescri-
vons douze ventouses sèches ou scarifiées,
suivant que le sujet est pléthorique ou non.

En vertu du principe que tout organe qui
fonctionne fait appel au sang, nous attirons le
sang vers l'intestin par un purgatif *drastique*
(30 grammes d'eau-de-vie allemande), pour
amener la congestion dans les parties basses,
dussions-nous provoquer l'hémorrhoïde éphémère.

En même temps, nous provoquons la diurèse
par le lait, ou la bière additionnée de décoction
de chiendent & queues de cerise, prise comme
tisane & au moment des repas.

Ceux-ci seront très légers & plus fréquents, de manière à éviter la surcharge stomacale.

Comme nous considérons que toute pleurésie est suspecte, c'est-à-dire que toujours il y a microbe sous plèvre inflammée, nous soumettons le malade à *une dose intensive de poudre de ferments,* une cuillerée à café toutes les deux heures, dans le liquide indiqué plus haut.

Nous n'hésitons pas à faire l'injection sous-cutanée de ferments purs, quand la fièvre atteint 38°.

PNEUMONIE

Inflammation du poumon déterminée par la présence du pneumocoque.

Sous le titre, *Mortalité et pronostic de cent cas de pneumonie,* le Dr Talamon a tiré les conclusions suivantes :

1° Théoriquement, la pneumonie est une maladie bénigne.

2° Tout dépend du terrain où elle évolue.

3° Jusqu'à 30 ans, très peu de mortalité.

4° A 60 ans, maximum de gravité.

5° Chez l'alcoolique, *delirium tremens* & suppuration du poumon sont à craindre.

6° La pneumonie est une maladie de printemps & fin d'hiver.

Le meilleur traitement est celui de s'abstenir ou de faire l'expectation par les ventouses scarifiées ou non, la potion de Todd, & les *ferments purs* qui, dans tout cas, peuvent augmenter la supériorité de résistance du sujet.

La pneumonie tue ou guérit le plus souvent en quatre jours, parce que le pneumocoque qui l'engendre n'a lui-même que cette existence éphémère. En culture pure, il est toujours mort après trois jours.

La pneumonie est parfois contagieuse, suivant la maladie qui la provoque : l'influenza, le typhus, la fièvre typhoïde, la tuberculose, le rhumatisme même peut s'attaquer au parenchyme pulmonaire & déterminer son inflammation.

Aujourd'hui qu'on a pu déterminer la part qui revient à chacun des microbes originaires des maladies, on peut dire que, lorsqu'une des maladies citées plus haut attaque le poumon, c'est qu'il y a association microbienne entre le *pneumocoque* & le microbe influenzique, typhique, tuberculeux.

On pourrait soutenir aussi que le pneumocoque n'a pris pied dans le poumon, que parce que l'organisme s'est trouvé en infériorité de résistance, depuis l'invasion du premier envahisseur.

Quoiqu'il en soit, les lésions & les phases de la maladie sont presque toujours les mêmes : la première est congestive, la seconde fibrineuse, la troisième suppurative ou résolutive, suivant qu'il y a mort ou guérison.

Nous parlons ici de la pneumonie franche, de celle dite classique, sur laquelle on a su beaucoup disserter, mais qu'on est impuissant à guider.

On a beau vouloir diviser le sujet, nous n'y voyons jamais que les stades de toute inflammation : 1° Introduction du ferment étranger ; — 2° Levée en masse des leucocytes de tout le corps aux points attaqués ; — 3° Victoire ou défaite des leucocytes, c'est-à-dire résolution ou suppuration.

Quand ces trois phénomènes ont pour théâtre toute la substance pulmonaire, il est aisé de comprendre que c'est une lutte à mort qui se trouve engagée, pour peu que l'on considère la forme de cette masse spongieuse qui nous fournit l'oxygène & l'azote de l'air atmosphérique.

La pneumonie est heureusement circonscrite dans la plupart des cas : Les microbes immobiles, comme le bacille de Koch, se laissent circonvenir facilement par des leucocytes & des cellules géantes sont plus favorables à ces localisations de la pneumonie. C'est pour cela que le tuberculeux peut faire cent & deux cents *pneumonies minuscules,* avant de mourir.

A dire vrai, il est certain que jamais, il n'y a chez le phtisique une hausse de température, sans qu'il n'y ait une petite congestion, une pneumonie circonscrite.

Nous avons toujours soin d'examiner dans les crachats les associations du bacille avec le pneumocoque. Quand nous les rencontrons inséparables, nous pronostiquons des séries de température qui nous trompent rarement, & nous craignons beaucoup pour nos malades, parce que les rechutes sont très répétées ; car l'élimination du cadavre pneumococcique se fait rarement sans entraîner la formation du pus.

Dans tous les cas de pneumonie, les ferments sont la nourriture d'expectation, bien plus indiquée que l'alcool & le champagne, appelés remèdes classiques.

Les ferments fabriquent de l'alcool *à l'état naissant* & valent mieux que tout autre aliment dit de réserve.

Il faut les donner à haute dose, — toutes les heures dans de l'eau ; — une injection au début, dès que le diagnostic est posé.

PSOITIS

Sorte de lumbago, très souvent d'origine *microbienne,* suivi de l'inflammation du psoas-iliaque, muscle nommé le filet chez les animaux.

En ce cas, les ferments à l'intérieur (trois fois par jour) trouvent leur application concurremment avec le massage.

Il faut consulter un chirurgien qui seul peut juger s'il y a de la suppuration profonde ; car ce muscle longe la colonne vertébrale à droite & à gauche pour s'insérer à l'aine : il traverse donc tout le bassin, & son anatomie doit être bien connue pour éclairer le diagnostic.

Le plus souvent, il y a plutôt lumbago que véritable *psoïtis.* Le massage alors & le bain antirhumatismal suffisent le plus souvent.

PSORIASIS

Éruption de la peau caractérisée par des plaques aux genoux & aux coudes, s'étendant ensuite aux autres parties du corps.

C'est avant tout une maladie du système nerveux, une sorte de faiblesse très fréquente chez les jeunes filles névropathiques.

Elle est souvent accompagnée de neurasthénie & de lymphatisme.

Les injections de Brown Séquard ont été

essayées avec moins de succès que celles des *ferments thérapeutiques.*

Nous avons pu obtenir des guérisons après une série de 4 à 6 piqûres en trois mois.

L'usage des ferments, usage interne & usage externe, est ici très recommandé.

Le *psoriasis,* a été confondu avec la lèpre ; mais on est forcé de distinguer aujourd'hui, puisqu'on est fixé sur le parasite (bâtonnet) de la lèpre, tandis qu'on ne l'est pas du tout sur celui du psoriasis.

Cette dernière maladie est d'origine dartreuse. — Peut-on la considérer comme une lèpre atténuée par générations successives ? — Nous serions assez portés à admettre cette hypothèse d'un *æloaïeul* lépreux, ayant transmis une diathèse dartreuse à sa postérité.

On a fait un psoriasis dartreux, un arthritique, un syphilitique & un scrofuleux (Bazin). — C'est assez conclure qu'on n'en sait rien, & que cette affection s'est rencontrée plus ou moins chez des sujets de tout tempérament.

Nous l'avons constaté beaucoup plus chez les jeunes filles émotives, nerveuses, dont l'herpétisme faisait la base de toutes les manifestations morbides.

Comme chez ces malades, à des éruptions franches correspondaient des périodes de *santé interne,* & réciproquement ; dès que le mal disparaissait, il y avait de notables désordres dans les organes internes : les *métastases* des herpétiques nerveux sont une des plus curieuses manifestations de leur maladie ; ce caractère est ici au moins aussi frappant que chez les arthritiques sujets aux mêmes métastases.

Les distinctions entre *psoriasis guttata* (comme une goutte ronde) & *psoriasis gyrata* (en forme allongée) montrent qu'il n'y a rien d'absolument fixe dans la forme que prend la plaque squameuse blanche & brillante de cette maladie de la peau.

Tous les remèdes préconisés ne réussissent pas. Il faut corriger la fermentation interne par les ferments purs ; alors, le succès est perceptible avant un mois, dès la troisième injection.

PYOHÉMIE

Maladie caractérisée par la production de pus en divers organes, simultanément ou progressivement.

La pyohémie accuse une maladie spéciale où le *streptocoque* joue le principal rôle.

Il faut agir de suite, car l'effet peut être rapide & se terminer par l'apparition *d'abcès métastatiques*.

La pyohémie est souvent consécutive à un traumatisme, soit après l'accouchement, soit après une opération.

On a vu certains opérateurs peu soigneux semer la pyohémie derrière eux, chez leurs malades.

Dans ce cas, il faut se servir des *ferments purs internes & externes*. C'est le cas d'en saturer le patient, de manière à supplanter la fermentation morbide partout où elle peut paraître.

On croyait autrefois que c'était le *pus lui-même* dont le transport dans le sang faisait la *pyohémie*. Il a suffi d'observer que le pus ne se forme que dans la défaite des leucocytes, & que ceux-ci morts sont pleins du microbe qui les a tués : c'est donc ce microbe qui se trouve mêlé au sang & lancé partout où la circulation l'entraîne. C'est ce qui explique la formation des foyers de pus très loin du foyer initial.

L'exemple de ce qui se passe dans la fièvre puerpérale est ici typique. A peine le strepto-coque, cause de la suppuration utérine, a-t-il pénétré dans la circulation, qu'on voit se présenter des phénomènes d'oppression ; de nouveaux frissons agitent la malade, comme s'il y avait un envahissement nouveau du terrible ennemi.

C'est dans le poumon qu'il est venu se fixer. En passant au *bulbe*, il a déterminé le *réflexe* de la vaso-constriction générale qui arrête la diapédèse ou l'arrivée des leucocytes sauveurs : il a dès lors le champ libre au poumon, dont il a envahi les tissus. Le pus s'y accumule & c'est la décomposition avant la mort.

La pyohémie peut provenir de toute plaie suppurante ou non, de même que le phlegmon. Il suffit que la surface de la peau ou de la muqueuse soit à l'air libre & que le streptocoque se trouve dans cet air, en quantité suffisante pour ne pas être arrêté assez tôt par les leucocytes protecteurs & englobeurs.

C'est ce qui arrive quand le sujet se trouve en dépression nerveuse ; — nous disons souvent, en infériorité de résistance.

La conclusion est qu'il ne faut avoir ni trève ni repos jusqu'à ce que toutes nos surfaces (peau & muqueuses) ne soient absolument fermées, c'est-à-dire recouvertes d'un solide épithélium pavimenteux.

RECTITE

Inflammation de la muqueuse rectale qui se traduit par des démangeaisons, des cuissons, du ténesme ou faux besoins.

Comme tout sphincter, l'anus est sujet alors à des contractions spasmodiques très pénibles, qu'il faut calmer par les suppositoires de beurre de cacao, dans lesquels on fait entrer deux ou trois centigrammes d'extrait thébaïque.

Ce remède est bon pour l'élément douleur, mais ne guérit pas la rectite. Celle-ci doit être soignée par les lavements émollients ainsi composés : Une cuillerée de *poudre de ferments* (usage externe) pour un litre d'eau de feuilles de mauve & de bâton de guimauve, onctueuse préparation qui doit être à peine tiède (35°) pour ne pas stériliser les ferments.

Une rectite ne résiste pas trois jours à ce traitement qui est le même que celui de la *cystite* ou inflammation du col de la vessie. Pour introduire les ferments externes dans un 1/2 litre d'eau, il faut employer la sonde, qu'on retire, sitôt l'injection achevée.

ROUGEOLE

Maladie caractérisée par le larmoiement des yeux & une éruption à la peau.

Elle est plus particulière aux enfants, & il semble que nul ne puisse se passer de parcourir les diverses phases de la rougeole. Les mères regardent cette maladie comme obligatoire & beaucoup de médecins font comme elles.

On sait que la rougeole est contagieuse & on n'y soustrait volontiers que les tout petits enfants à la mamelle. Pour les autres, les médecins & parents disent : « A quoi bon ! puisqu'ils l'auront un jour ou l'autre, autant vaut que tous les enfants d'une même famille soient pris ensemble. » — C'est peut-être une erreur.

La complication grave de la rougeole est la broncho-pneumonie, &, chez les enfants très jeunes, la bronchite capillaire.

Dès le début, on doit prescrire les *ferments purs* (internes), pour augmenter la résistance des sujets atteints.

Après le larmoiement des yeux & l'écoulement nasal, qui indiquent que le microbe envahit l'économie par la conjonctive & la muqueuse pituitaire, survient la fièvre & l'éruption, — taches rouges sans élevure ni relief sur la peau, — quelquefois très pointillée.

La rougeole est contagieuse, souvent épidémique, à forme plus ou moins virulente, suivant le *génie* épidémique, disait-on jadis. Aujourd'hui nous disons que la forme varie suivant qu'il y a telle ou telle association microbienne concomitante.

Elle est due à un ferment spécifique & généralement elle reste bénigne, quand ce ferment est seul ou non associé.

Elle est à la fois externe par l'éruption & interne, parce qu'elle passe en revue la plupart des muqueuses.

Nous avons dit que la complication la plus grave est la bronchite. Celle-ci doit toujours être prévue & le froid doit être évité avant tout; car on peut affirmer qu'une éruption rentrée produit des métastases dans les organes internes, complications toujours très graves.

Dès le début, il faut provoquer la sudation & faire boire du lait, des tisanes de chiendent, de sauge, de manière à faire fonctionner les glandes de la peau.

Il n'y a point, après la rougeole, les desquamations importantes qu'on observe à la fin de la scarlatine : il y a toutefois beaucoup de déchets à éliminer, & c'est pour cela qu'il est indispensable de faire fonctionner tous les émonctoires, c'est-à-dire, l'intestin par des purgations répétées à trois jours d'intervalle ; les reins par des boissons émollientes & diurétiques (Eau d'Evian, de Vittel, &c.) ; les bronches par des fumigations de baies de genièvre, d'eucalyptus.

Il faut aussi continuer pendant le mois qui suit l'usage des ferments thérapeutiques à l'intérieur ; à l'extérieur on se servira de la poudre (usage externe) comme restauratrice de la *peau.*

SCARLATINE

Maladie caractérisée par l'inflammation de la gorge, par une éruption uniforme, *sans relief,* rouge brique foncé ; — Maladie des enfants grave chez tout le monde, mais surtout chez les adultes.

La scarlatine est produite par le microbe qui engendre l'érysipèle, la fièvre puerpérale, c'est-à-dire le *streptocoque.*

Comment ce même microbe produit-il ces trois maladies en apparence si diverses ?

Quand un enfant se plaint de la gorge, & que celle-ci se présente avec une sorte de *vernis rouge vermeil,* il faut soupçonner la scarlatine d'être à la veille de se déclarer, si l'enfant n'a point eu antérieurement cette maladie.

On peut dire d'une façon générale qu'il n'y a pas de scarlatine sans *angine :* celle-ci, de même que *l'éruption écarlate pointillée*, peut passer inaperçue. La desquamation, qui termine la maladie & indique la période contagieuse, est souvent très intense & très étendue.

Dans la scarlatine, l'éruption n'est qu'un effet de l'envahissement de l'organisme par le *ferment* scarlatineux : on sait aujourd'hui que c'est *une forme du streptocoque*.

La scarlatine peut être *bénigne* ou *maligne*.

D'où vient la différence ?

Évidemment de la réceptivité du sujet & de la virulence du microbe.

La *réceptivité du sujet* dépend de son infériorité de résistance : un enfant à *système nerveux déprimé* est un terrain préparé ; tel autre, robuste, pourra être réfractaire.

La *virulence du streptocoque* est certainement très variable suivant les épidémies, suivant que le microbe a rencontré des terrains qui ont exalté sa virulence, ou des terrains qui l'ont atténuée.

On sait qu'à Londres, certaines épidémies ont donné des chiffres effrayants de mortalité, tandis que d'autres occasionnaient des décès rares.

Nous croyons que la maladie peut être singulièrement atténuée dans ses effets par les *ferments* pris à l'intérieur, — bains locaux de la gorge, — puis avalés, trois fois, quatre fois, cinq fois & plus par vingt-quatre heures.

Contre l'absence d'urine, & pour prévenir la lésion du rein, origine de l'*albuminurie scarlatineuse,* il faut faire prendre du lait pour toute nourriture, dès le début de la maladie ; nous continuons le régime lacté longtemps après.

La scarlatine est une des maladies les plus *traîtresses* qui puisse atteindre l'homme, parce qu'elle est causée par le microbe qu'on peut dénommer le *microbe du pus interne.*

Ainsi que nous l'avons dit ailleurs, le *staphylocoque doré* est à la peau ce que le *streptocoque* est aux muqueuses. Ce dernier est très dangereux, peut-être simplement à cause de la difficulté d'élimination du pus que tous deux provoquent, en tuant les leucocytes qui s'opposent à leur envahissement.

Nous n'hésitons pas à faire une injection hypodermique de *ferments purs,* au début de la scarlatine. La maladie s'en trouve très déroutée.

La complication qu'il faut redouter dans la scarlatine survient au onzième jour, quand le microbe, dans son parcours arrive aux *acini du rein*. Il détermine *l'albuminurie*, quand on n'a pas soin de mettre son malade au *régime lacté* préventif.

Ajoutons que les *ferments purs* sont ici très utiles (internes), aux doses d'autant plus fortes qu'il y a plus de fièvre. — En usage externe, les ferments (usage externe) sont efficaces contre les *desquamations contagieuses ;* on s'en servira comme on se sert de poudre de riz ou d'amidon.

SPLÉNITE
INFLAMMATION DE LA RATE

Le plus souvent d'origine microbienne & paludéenne.

Il y a quinze ans, on se demandait à quoi servait la rate. Depuis les travaux de Metchnikoff sur les leucocytes, la rate qui les produit est considérée comme une caserne de réservistes. C'est là que se fabriquent & se logent le plus grand nombre des globules blancs ou cellules migratrices, capables de défendre l'économie contre les invasions microbiennes, le rôle des leucocytes étant de se transporter par diapédèse aux endroits menacés.

Donc, la rate a d'importantes fonctions :

c'est dans cet organe, situé à gauche à trois ou quatre doigts au-dessous de la dernière côte, que se réfugient aussi les hématozoaires du paludisme ; d'où la *splénotomie* conseillée par les chirurgiens pour guérir définitivement les fièvres des marais.

La splénite peut atteindre une grande gravité où l'évacuation du pus devient indispensable.

L'injection de ferments par le médecin doit être essayée & donne des résultats. Sinon, l'intervention chirurgicale est nécessaire.

SUPPURATION (*Voir* ABCÈS)

Phénomène de la défaite des leucocytes dans une inflammation quelconque.

Quand une inflammation survient en un point de l'organisme, c'est qu'il s'y trouve localisé un ennemi ; le plus souvent, c'est une impureté microbienne, un microbe qui fait l'office d'*écharde*.

Les leucocytes (ou cellules migratrices) viennent par diapédèse au secours des cellules attaquées par le corps étranger microbien ou non, & la lutte s'engage. Le microbe peut être englobé, puis digéré & alors il y a apaisement, rentrée des leucocytes dans les vaisseaux efférents : c'est le retour à l'harmonie partout. Mais si la lutte se prolonge, & s'il y a défaite des leucocytes, ceux-ci, vaincus, deviennent des globules de pus qui doivent être éliminés, comme tout cadavre cellulaire.

Dès qu'il y a inflammation, il y a intérêt à renforcer les leucocytes par les ferments qui sont des cellules migratrices de même ordre.

Il faut, dès le début, avaler les *ferments en poudre,* trois fois par jour, avant chaque repas.

SYPHILIS

Maladie caractérisée à son invasion par un chancre induré, & donnant successivement lieu à des manifestations secondaires & tertiaires.

A n'importe quelle période de la maladie, l'épuration du sang, atteint toujours par le virus spécifique, doit être l'objectif du médecin.

C'est pour cela que nous regardons les *ferments purs* comme le principal remède, préférable de beaucoup au mercure, dont l'emploi est légitimé, malgré les gros inconvénients d'une saturation facile.

Les *ferments* ici seront pris par l'estomac, cinq fois par jour.

Une injection hypodermique sera pratiquée toutes les quinzaines. On appliquera la poudre d'*usage externe* comme pansement dans toute manifestation externe du même mal.

On n'a jamais la syphilis qu'une fois, parce qu'une fois qu'on l'a, on la garde.

Elle peut être réduite au silence, mais c'est une *tare indélébile* dont les manifestations peuvent surgir, dans toutes les circonstances de dépression physique. C'est ici que l'atavisme joue un rôle considérable.

Un syphilitique doit être en garde durant toute sa vie, pour corriger l'erreur d'un jour, sous peine de voir son mal reparaître avec les plus graves conséquences.

Peut-il engendrer ?

Grave question à laquelle les médecins répondent souvent avec leur conscience, mais avec leurs incertitudes. Ils espèrent que la maladie a rétrocédé à jamais, quand, après l'épreuve *dite du soufre*, aucune manifestation ne surgit à la peau. Cette épreuve du soufre consiste à prendre une série de dix bains de Baréges. S'il ne vient aucune tache rouge ou cuivrée aux téguments, aucune irritation à la gorge ou aux autres muqueuses, nos grands Maîtres décident que nous pouvons conseiller le mariage & la procréation.

Les hôpitaux & les maisons de santé regorgent de malades qui, par eux-mêmes ou par atavisme, ont reçu la tare syphilitique, qu'on a déclarés guéris, qui sont retombés, & qui peuvent guérir encore : c'est toujours un espoir, dans cette maladie, que les crises peuvent être passagères.

Comme nous sommes en présence d'un ferment étranger dont l'action néfaste a pour effet de modifier les humeurs & d'y engendrer des phénomènes anormaux, ce serait une grave erreur de ne point chercher par une fermentation normale à rétablir l'équilibre rompu.

Aussi n'avons-nous point été surpris de voir nos tentatives couronnées de succès, chaque fois que nous avons dirigé les ferments purs contre les affections syphilitiques rebelles, qui avaient paru résister aux traitements classiques.

Ceux-ci n'offrent guère que le mercure sous de multiples formes, & les iodures alcalins en pilules ou en potions. Nous connaissons de nombreux inconvénients attachés à ces médications, tandis que nous sommes encore à attendre ceux qui incombent à notre système.

Les médications classiques reposent toutes sur l'*antiseptie interne* que nous avons eu l'occasion de juger ailleurs, à propos de la tuberculose, de l'asepsie, & partout où nous avons dû parler de l'effet des antiseptiques sur la levûre humaine, sur la cellule.

Que ce soit le sublimé, le calomel ou le mercure en nature ; que ce soit l'iode en teinture, en iodures, ces *modificateurs minéraux* ne peuvent suffire pour détruire une fermentation anormale rebelle, sans nuire à l'organisme. Une fermentation normale prolongée nous semble seule pouvoir réparer le méfait causé par le ferment pathogène.

TEIGNE (PARASITAIRE)
BRISEMENT ET CHUTE DES CHEVEUX (ALOPÉCIE)

Cette maladie est due à des parasites. Si la teigne fait de grandes plaques, le meilleur moyen est d'appliquer successivement, en laissant huit jours d'intervalle, trois ou quatre *mouches de Milan*, à la cantharide, ou si l'on ne veut pas de cantharide, le *topique dit de Gélin*.

Dans un cas rebelle, nous avons réussi en appliquant de la poudre de ferments (usage externe) sur la sérosité du vésicatoire (sitôt son enlèvement).

Tous les remèdes dits à faire repousser les cheveux ne sont bons qu'autant qu'ils ont pour principe de donner une certaine vigueur au *bulbe pileux*.

Celui-ci est rarement détruit jusque dans sa racine, & nous croyons qu'il en est du cheveu comme de toute plante : il faut lui donner pendant un temps assez long le milieu favorable à son développement.

TUBERCULOSE

Nous avons commencé à traiter la tuberculose par la méthode des ferments en 1893. Depuis cette époque nous avons pu établir & maintenir notre statistique de la façon suivante :

Au premier degré (dit de Grancher et Landouzy) 90 o/o sont guéris.

Au second degré, 68 o/o.

Au troisième degré, suivant ce qui reste de poumon perméable ou favorable à l'hématose.

Pour ceux qui ne peuvent recevoir les injections de ferments purs, nous nous contentons de faire avaler par l'estomac la poudre *de ferments* (usage interne).

Comme cette poudre est une nourriture, elle doit être prise au commencement de chaque repas, une ou deux cuillerées à café, dans l'eau sucrée, un peu de potage à peine tiède, du lait, &c... La chaleur du liquide auquel on additionne cette poudre ne doit guère dépasser la température du corps, de manière à ne pas *tuer* les ferments.

Dans les cas de fièvre, on peut en prendre

beaucoup plus fréquemment, par exemple toutes les deux heures avec *un jaune d'œuf cru*, légèrement salé ou non.

Nous avons vu des malades dégoutés de toute nourriture prendre ainsi jusqu'à douze œufs par vingt-quatre heures, avec dix cuillerées à café de leur poudre de ferments.

Toute quinine, antipyrine, phénacétine, somatose, peptonates, peptones ne peuvent rivaliser avec ce *produit vivant*.

Quelques mots au sujet de la tuberculose sont ici nécessaires.

La tuberculose est une maladie contagieuse qui enlève à la France annuellement 140 000 habitants.

Véritable *phylloxera*, elle attaque les organismes dégénérés ou vieillis avant l'âge.

Ce n'est peut-être qu'en régénérant la race française, en l'arrachant aux agglomérations & à l'alcoolisme, &c., qu'on arrivera à supplanter ce mal.

Les Pouvoirs publics & l'Assistance sont criminels vis-à-vis des tuberculeux pauvres, en ne subventionnant pas *l'œuvre des pavillons séparés*, qui peut seule rendre la santé *à près de cinquante mille tuberculeux par an.*

SPÉCIFICITÉ DU BACILLE DE KOCH

Le bacille, découvert par l'éminent microbiologiste Koch, est spécifique de la tuberculose. C'est un bâtonnet dans le genre du bacille acétique qui entre dans les bronches par les lymphatiques le plus souvent. (Charlier.)

Ce bâtonnet s'enkyste, & c'est ce petit kyste qu'on a appelé tubercule. Celui-ci fond le plus souvent & la destruction commence ; les crachats avec bacilles apparaissent. Le malade *tuberculeux fermé*, devient un *tuberculeux ouvert*, partant contagieux.

Vivant, le bacille de Koch est nocif, parce qu'il se développe en terrain préparé : mort, il est *pyogène*, c'est-à-dire qu'il engendre du *pus;* par conséquent, il est encore très dangereux.

Le tuberculeux *ouvert* devient la proie des associations microbiennes multiples.

La tuberculose toutefois est guérissable ; les nombreuses cicatrices pulmonaires, rencontrées sur les cadavres de personnes mortes accidentellement, montrent que les guérisons sont très nombreuses.

L'essentiel est pour le médecin de faire un diagnostic précoce, quand le malade se présente à lui.

Il faudrait enseigner au public qu'un *rhume* qui dure plus de trois semaines est *suspect* & exige des soins spéciaux.

« *On n'a pas le droit de négliger un rhume qui dure plus de trois semaines.* »

DE LA TUBERCULOSE DU POUMON

Pourquoi le tissu pulmonaire est-il le plus apte à la culture du bacille de Koch ? Parce qu'il est spongieux, aéré, & doué d'un système lymphatique trachéo-bronchique abondant. C'est par les voies aériennes que les poussières bacillaires pénètrent le plus fréquemment.

Sitôt que le sujet est en moindre résistance, le lymphatisme augmente, & le bacille s'implante en bon terrain.

La virulence du bacille pe Koch injecté directement dans la circulation est extraordinaire.

Aucun animal à sang chaud ou à sang froid n'y a résisté jusqu'ici, & l'exception qui a été faite en faveur de certains rongeurs & autres animaux semble ne pas être véridique.

C'est bien l'impossibilité de trouver des animaux réfractaires qui fait échouer les disciples du virus atténué, dans leurs recherches d'un sérum immunisatteur.

Jusqu'à ce jour, tout ce qui a touché de près ou même de loin le *bâtonnet tuberculeux* a toujours *précipité* l'évolution du mal, ne l'a jamais arrêté. C'est pour cela que toutes les tuberculines sont nuisibles.

D'un autre côté, la créosote, le gaiacol, l'acide phénique & tous les antiseptiques tuent plus de cellules utiles que de microbes nuisibles : c'est embaumer le malade de son vivant que de le soumettre à ces traitements.

Le seul traitement qui nous a paru efficace, c'est celui des *ferments purs* que nous préconisons.

Le bâtonnet de Koch libre peut être englobé ; la lutte entre la fermentation morbide se termine le plus souvent par la substitution de la fermentation saine, & dès lors c'est la guérison.

Avant d'exposer le mode d'emploi & le mode d'action des ferments antituberculeux, nous sommes forcés de développer quelques considérations générales sur cette maladie. Nous n'avons point l'intention de faire ici un exposé complet de cette affection & de ses modalités, & nous nous en tiendrons aux parties nécessaires à l'explication de notre méthode,

Voyons d'abord le rôle & l'action des associations microbiennes de la tuberculose.

Puis, nous exposerons les données essentielles de l'étiologie & du processus histologique.

Nous parlerons ensuite du mode d'emploi des ferments dans cette maladie.

A. — ASSOCIATIONS MICROBIENNES DANS LA TUBERCULOSE. — Actuellement, il serait difficile de nier l'existence du *ferment tuberculeux*. Quand Villemin, le premier, vint dire, il y a quelque trente ans, que dans la tuberculose, le principe venait *du dehors*, qu'il évolue dans le milieu humain comme un levain étranger qui s'empare d'un moût normal, lui impose ses lois de décomposition & transforme en produits délétères ou malsains les éléments destinés à faire des produits normaux ; quand Villemin proclama cette vérité, ce fut une longue exclamation ; & la discussion de l'Académie de médecine se résuma en « une fin de non recevoir [1] », après une lutte de plus d'un an.

[1] *La tuberculose et son bacille,* par le professeur Straus. page 97.

Les plus grands esprits combattirent cette doctrine aujourd'hui la seule admise, la seule enseignée dans nos écoles.

L'unité de la tuberculose comme entité morbide ne saurait plus être mise en doute aujourd'hui, & le dualisme anatomique, qui a si longtemps & si lourdement pesé sur les vues théoriques des générations médicales à propos de cette affection, est bien définitivement abandonné.

On a dénié depuis au bacille de Koch d'être le véritable, ou tout au moins le seul bacille tuberculeux spécifique. Le micrococcus du sang tuberculeux, de Toussaint ; les zooglées de Wignal, Malassez, Nocard, Eberth, Chantemesse ; le bacille de Charrin & Roger ; celui de Courmont ; le streptobacille de Dor, ont été signalés dans des lésions tuberculeuses en tout semblables à celles produites par le bacille de Koch, & ces auteurs sont capables de reproduire expérimentalement les mêmes lésions. Ces études ont même amené Courmont à définir ainsi le tubercule : « Le tubercule doit désormais être considéré comme une mycose des tissus qui réagissent contre une irritation dont la cause peut être multiple. Le bacille de Koch est un des microbes tuberculeux, probablement

F. H.   17

le plus fréquent chez l'homme ; mais il n'est pas *le microbe tuberculeux.* »

Dans l'état actuel de la science, il est difficile de se ranger à un pareil avis. Sauf dans des cas extrêmement rares, le bacille de Koch a été retrouvé dans toutes les tuberculoses humaines, & il est la cause, sinon unique du moins presque constante, de la tuberculose chez l'homme.

Les autres maladies analogues doivent rationnellement conserver le nom de *pseudo-tuberculoses,* que leur a donné Eberth.

L'agent indispensable de la tuberculose vraie, aiguë ou chronique, est bien le *bacillus tuberculosis* de Koch.

Il n'est pas moins certain, toutefois, que les associations microbiennes, que l'on trouve dans la majorité des cas, au cours de cette affection, ont une large part dans les différences de processus & d'évolution que l'on y constate. C'est à cet ordre d'idées, joint, bien entendu, aux considérations tirées de la nature du terrain & de la résistance de l'organisme, que l'on doit attribuer l'explication de ce fait clinique bien connu, que certaines formes de tuberculose ont plus de dissemblances entre elles, qu'elles n'en ont avec d'autres maladies dont l'élément pathogène n'est pas le bacille de Koch.

On a été jusqu'à dire que les microbes de ces infeations mixtes étaient les agents initiaux indispensables des infiltrations pulmonaires & bronchiques, transformant ainsi l'ancien dualisme anatomique en un dualisme nouveau, basé sur l'étiologie & la baatériologie. Nous ne le croyons pas.

Si l'aation phlegmasique de ces microbes s'exerce avant l'intervention du bacille de Koch, il est naturel qu'elle prépare le terrain à la prise de possession par ce bacille & facilite son développement, en faisant naître dans le parenchyme des *loci minoris resistentiæ;* mais il n'est pas rare, surtout aux premiers stades de l'infeation tuberculeuse & dans certaines formes aiguës, de ne trouver dans les produits tuberculeux que le bacille de Koch sans mélange microbien.

Il est parfaitement rationnel de supposer que certains microbes peuvent préparer le terrain à l'invasion tuberculeuse; il n'est pas moins rationnel d'admettre que le bacille spécifique peut favoriser l'invasion des organes par d'autres organismes étrangers, par d'autres ferments morbides qui y évolueront selon leur mode spécial d'action, & y provoqueront des fermentations anormales, chacun *sui generis*.

Comme l'ont dit fort bien Grancher & Hutinel : « De ce que le bacille de Koch a pénétré dans un poumon, il ne s'ensuit pas que d'autres germes nuisibles ne puissent y pénétrer à leur tour. On trouve presque toujours, dans le poumon des phthisiques, à côté du bacille spécifique, d'autres organismes pathogènes... Ils peuvent faire naître pour leur compte, dans le poumon, des inflammations aiguës qui diffèrent assurément par leur origine, leur histogénèse, leurs caractères anatomiques & leur évolution... Dans ces cas, on se trouve en présence de *processus mixtes*... Quand les microbes pathogènes combinent leur action avec les bacilles, on conçoit que la marche de la tuberculose puisse s'en trouver singulièrement modifiée. »

On a même attribué la fièvre de résorption putride, la *fièvre heflique* aux toxines sécrétées par ces microbes étrangers. C'est ainsi que Petruschky, de l'Institut des maladies infectieuses de Berlin, après avoir constaté la présence fréquente de streptocoques dans les crachats des phthisiques fébricitants, a conclu qu'il s'agissait dans ces cas d'une véritable

septicémie venant compliquer la tuberculose :
« Ainsi naîtrait la fièvre hectique des phthisiques
qui, par ses ascensions vespérales brusques,
ses défervescences matinales, se rapproche
nettement des fièvres de suppuration, de
l'érysipèle, de la fièvre puerpérale, en un
mot, des infections provoquées par les coccus
pyogènes & spécialement les streptocoques. »
Petruschky explique le peu d'acuité de la fièvre
hectique par rapport à celle de la fièvre purulente ou puerpérale, par la faible virulence des
streptocoques vivant dans l'organisme avec le
bacille de Koch. Ce fait d'atténuation est en
parfaite concordance avec les recherches de
Babès sur la concurrence vitale du bacille de
Koch & des microbes associés, dont nous
parlerons plus loin.

Nous ne croyons pas à la nécessité d'associations microbiennes dans la tuberculose,
pour expliquer la fièvre hectique des tuberculeux. Cette même fièvre existe, & presque
toujours très intense, dans certaines tuberculoses miliaires aiguës où l'on ne rencontre que
le bacille de Koch : nous avons vu quelques
cas de tuberculose chronique où les malades
étaient atteints de sueurs profuses & de fièvre,
& dans les crachats desquels, outre quelques

microbes vulgaires, provenant vraisemblablement de la bouche, ne se rencontraient que
des bacilles de Koch en culture presque pure
& sans streptocoques.

Nous avons retrouvé ce fait notamment chez
un malade de province qui fut traité avec notre
méthode par MM. les D⁰ˢ Gratiot, de Paris, &
Boucher, de Bourges.

Nous avons, il est vrai, constaté une fièvre
intense chez deux ou trois malades déjà arrivés
à l'ultime période de la maladie, & dans les
crachats desquels l'examen microscopique déce-
lait la présence de longs streptocoques à
chaînettes enchevêtrées & possédant 120 &
même 130 grains.

Quoiqu'il en soit, les associations microbiennes dans la tuberculose ont une importance
considérable. Elles constituent un des obstacles
les plus difficiles à vaincre pour la curabilité
de cette maladie par la sérumthérapie, comme
nous le verrons plus loin.

On croit avoir à lutter contre le bacille de
Koch, & celui-ci n'a été que la vrille qui a
permis l'entrée d'une foule d'autres microbes.

B. DIAGNOSTIC PRÉCOCE DE LA TUBERCULOSE.
— Nous affirmons ici que cet épouvantable

fléau réduira de 150 000 à 50 000 ses victimes françaises, quand *tous les médecins déclareront qu'on doit soigner comme suspect tout rhume qui dure au delà de trois semaines.*

Que risque-t-on ? Rien.

Que peut-on perdre en attendant ? Tout.

C. Comment faut-il examiner les crachats ? — Nous opérons de la façon suivante : Nous introduisons le crachat à examiner dans un petit flacon. D'autre part, dans une solution étendue de soude caustique dans de l'eau distillée, nous versons quelques gouttes d'une solution de phtaléine de phénol, jusqu'à ce que la liqueur ait une teinte rouge intense [1]. Nous versons la solution alcaline colorée dans le flacon où a été mis le crachat ; nous bouchons & nous agitons fortement. La coloration rouge diminue & bientôt disparaît.

L'acidité réside autant dans la partie solide que dans la partie liquide du crachat.

Cette acidité des crachats tuberculeux nous a paru digne de remarque ; d'abord, parce que

[1] Cette solution se trouve toute préparée & à la disposition de nos confrères, au *Dépôt des produits du Laboratoire de Physiologie et de Microbiologie du Docteur de Backer, 70, rue Saint-Lazare, Paris.*

les crachats salivaires chez l'homme sain sont presque toujours alcalins, & aussi parce que nous avons observé cette alcalinité, très légère il est vrai, dans des nodules tuberculeux d'animaux.

Si on sacrifie un animal tuberculeux, on trouve souvent sur un angle du poumon ou du foie de petits nodules isolés jaunâtres que l'on peut assez facilement exciser. Cette opération faite, si l'on fait couler un mince filet d'eau distillée pour enlever les traces du liquide organique qui pouvait les humecter *in vivo*, & si l'on broie dans un mortier cette matière caséeuse avec quelques gouttes d'eau additionnée de phtaléine, il se produit le plus souvent une coloration rosée, extrêmement faible il est vrai, indiquant que cette matière caséeuse est presque neutre, mais possède toutefois une légère tendance à l'alcalinité. Cet essai aurait besoin d'être complété par une étude comparée chez différents animaux. Jusqu'ici, nous ne l'avons pratiqué que sur le cobaye.

Aussi avons-nous été un peu surpris quand, pour la première fois, nous avons constaté la réaction franchement acide des crachats tuberculeux humains (bien entendu à l'état frais).

D. **Hérédité de la tuberculose.** — L'hérédité pour nous constitue surtout une *hérédité de terrain*. L'enfant de tuberculeux n'hérite pas du germe, mais tient de ses ascendants une débilité constitutionnelle qui est une prédisposition à le recevoir & à le cultiver.

« La grande rareté de la tuberculose chez les veaux & les animaux jeunes, montre, comme le fait remarquer le professeur Straus, avec plus de netteté qu'en pathologie humaine, que la tuberculose n'est pas héréditaire au sens propre du mot ; c'est-à-dire qu'elle ne résulte pas d'une infection congénitale intra-utérine ou conceptionnelle. L'augmentation régulière de la fréquence de la maladie avec l'âge prouve bien que l'infection s'effectue pendant la vie extra-utérine, & que la maladie a d'autant plus de chances de se produire que l'animal, par le fait même d'une vie plus longue, est plus fréquemment exposé aux causes d'infection. Si, ce qui est incontestable pour les bovidés aussi bien que pour l'homme, la tuberculose est plus fréquente chez les sujets issus de tuberculeux, cela tient surtout aux occasions plus fréquentes de contamination auxquelles ces sujets sont exposés *après la naissance,* par la vie en commun avec leurs parents malades & dans un milieu infecté. »

Il ne s'agit pas seulement des enfants de tuberculeux, mais tout parent affaibli pour une cause quelconque, a une tendance naturelle à procréer des enfants débiles, tels sont les enfants de vieillards, d'alcooliques, de diabétiques, de cancéreux, &c.

Un allaitement insuffisant & artificiel, de mauvaises conditions d'hygiène, un logement trop petit, certaines fièvres éruptives peuvent devenir la cause d'une déchéance organique qui transformera ces enfants en *candidats à la tuberculose,* & qui les mettra en état de moindre résistance, quand ils rencontreront le microbe.

E. CAUSES PRÉDISPOSANTES A LA TUBERCULOSE. — Si nous passons en revue les causes prédisposantes, nous trouvons pour l'*âge,* que de 3 à 10 ans, la tuberculose est fréquente ; de 15 à 25, plus fréquente encore ; elle décroît alors pour atteindre un chiffre proportionnel avec les âges avancés. A 70 ans, d'après Moureton, la tuberculose est aussi fréquente qu'à 15.

Pour le *sexe.* Les femmes sont plus fréquemment atteintes que les hommes ; mais comme l'a dit Peter : « Ce n'est pas à leur sexe que les femmes doivent ce fâcheux privilège ; le sexe n'y est pour rien, les conditions sociales y sont pour tout. »

Pour les *climats*. D'une façon générale, la phthisie est plus fréquente & plus grave dans les pays chauds que dans les pays froids. Comme l'a dit Villemin : « La phthisie est répandue sur toute la surface du globe ; elle atteint toutes les races humaines. Elle est fréquente sous l'équateur & semble plutôt diminuer au pôle qu'à l'équateur. Elle est rare ou nulle sur les plateaux élevés. Elle croît avec l'agglomération & la concentration de la population. » La chaleur est nécessaire au bacille de la tuberculose ; & c'est pour cela que cette infection est très rare chez les animaux à sang froid.

Ajoutons enfin les causes individuelles : l'influence du genre de vie & de la profession ; l'insuffisance d'air atmosphérique ; la vie dans l'air confiné ou vicié ; l'alimentation insuffisante ; le surmenage ; les refroidissements ; les causes de débilité sexuelles, grossesse, accouchement, lactation ; & la déchéance organique provoquée par des maladies constitutionnelles ou antérieures.

Nous insisterons un peu plus longuement

sur certaines conditions. qui nous ont plus particulièrement frappés chez les malades que nous avons traités.

Certaines dispositions anatomiques congénitales ou acquises affaiblissent la muqueuse des premières voies respiratoires, qui est une barrière naturelle à l'envahissement de la tuberculose.

Le professeur Straus a reconnu que les fosses nasales de personnes absolument indemnes de tout soupçon de tuberculose, séjournant plusieurs heures par jour dans des salles d'hôpital, hébergaient souvent le bacille de Koch (neuf résultats positifs sur vingt-neuf examens).

Le professeur Dieulafoy, de son côté, a inoculé à des cobayes des fragments d'amygdales hypertrophiées ou des parcelles de végétations adénoïdes. Il a obtenu ainsi des tuberculoses expérimentales : dans 12 o/o des cas, avec les amygdales ; dans 20 o/o, avec les adénoïdes.

Remarquons que si, dans le nez, le microbe ne peut guère pénétrer que transporté par l'air, il n'en est pas de même pour le pharynx. C'est là que se croisent les appareils de la respiration & de la digestion. L'inhalation peut y apporter des poussières contaminées ; les aliments peuvent également y déposer leurs germes, au moment de la déglutition. MM. Würtz & Lermoyez ont montré que le mucus nasal est bactéricide.

Vraisemblablement, le mucus pharyngien possède la même propriété. Mais si le fond de la gorge est tapissé d'une sécrétion morbide, par exemple de cet enduit visqueux qui accompagne son inflammation chronique, il fixe les germes sans détruire leur virulence.

C'est alors surtout qu'il faudra craindre leur pénétration & leur développement à l'intérieur de l'organisme.

Nous avons noté à notre clinique le nombre des tuberculeux qui présentent des lésions graves ou légères du côté du pharynx. Beaucoup de ces troubles sont consécutifs à des affections du nez. Les muqueuses, en effet, se continuent.

De plus, dans bien des cas, le sujet souffrant d'une affection du nez est obligé de respirer par la bouche. Le fond de la gorge reçoit donc un air qui n'a pas été filtré par les replis de la pituitaire, qui ne s'y est pas chargé d'humidité. La plupart du temps, les malades ne songent pas à parler de ces petites imperfections. Ils n'y attachent guère d'importance, même quand l'obstruction nasale est complète.

Aussi, nous avons pris l'habitude d'examiner le nez & la gorge de tous les malades sans exception; & c'est ainsi que nous avons décelé de nombreuses rhinites, catarrhes naso-pharyngiens & pharyngites, chez des personnes qui nous déclaraient ne présenter aucun trouble de ce côté. (Dr Charlier.)

Beaucoup d'auteurs prétendent que la fréquence des épistaxis pendant l'adolescence fait présager l'éclosion d'une tuberculose pulmonaire pour l'avenir. Nous avons nous-mêmes remarqué la fréquence de ces épistaxis dans les antécédents de nos malades. — Or, n'est-ce pas là l'indice d'un état morbide des fosses nasales? Moure semble le penser. « Il ne faut pas oublier, dit-il, que certaines épistaxis, souvent considérées comme étant d'origine spontanée, sont la conséquence des lésions de la muqueuse pituitaire passées inaperçues. »

En y comprenant toutes les perversions fonctionnelles que nous avons relevées, nous sommes arrivés à la proportion énorme de 70 o/o.

Nous n'avons pas besoin de rappeler la fréquence des otites chroniques non tuberculeuses d'ailleurs le plus souvent, mais si fréquentes chez les tuberculeux, & que l'on sait à présent causées le plus souvent par les végétations adénoïdes.

Après cette constatation, il est permis de se demander si ce n'est pas en agissant sur le tissu amygdalien (il est question ici de trois amygdales : l'amygdale pharyngée & les deux amygdales palatines), que certaines circonstances prédisposent à la tuberculose.

Les professions où l'on respire des poussières prédisposent aux bronchites, aux pneumokonioses, mais elles prédisposent aussi aux rhinites & aux pharyngites. L'alcoolisme débilite l'organisme & produit de la gastrite, mais il produit aussi une pharyngite qui a ses caractères propres ; le tabagisme produit également de la pharyngite.

Certaines maladies, en même temps qu'elles affaiblissent les sujets & s'accompagnent de bronchite, frappent la gorge, soit directement comme la diphtérie, la rougeole, la grippe, la scarlatine, soit indirectement en la laissant s'enflammer sous du mucus stagnant, comme dans les maladies typhoïdes.

Ces prédispositions ne doivent pas nous faire oublier que les muqueuses même saines peuvent se laisser traverser par les bacilles. On admet, en effet, que ce sont les globules blancs qui, sortis par diapédèse, viennent les englober, & rentrent ensuite dans le tissu lymphoïde. Ce processus est plus actif avec l'inflammation qui attire de nombreux leucocytes, mais il est possible sans elle.

E. Processus pathologique de la tuberculose. — Jusqu'à la découverte expérimentale de Villemin établissant la spécificité, la virulence & l'inoculabilité de la tuberculose, le *tubercule* était l'élément fondamental & spécifique de l'infection tuberculeuse.

Aujourd'hui, si l'on sait que le tubercule n'a rien de spécifique, & n'est qu'un produit de la réaction organique, engendrée par la présence du bacille de Koch... & d'autres corps, on discute toujours sur l'histogenèse de la néoplasie.

Deux théories surtout sont en présence : dans l'une, la cellule fixe joue le plus grand rôle, & les leucocytes de la lymphe & du sang n'y ont qu'un rôle secondaire : c'est celle de Baumgarten ; dans l'autre, au contraire, ce sont les leucocytes qui jouent le rôle le plus important : c'est la théorie de Metschinoff.

F. NATURE DU TUBERCULE. — Les néoformations qui constituent le tubercule ne sont pas des *néoplasmes*, c'est-à-dire une production *surnuméraire* de l'organisme, vivant d'une vie propre au sein des tissus. Elles n'ont rien de spécifique en elles-mêmes, rien d'étranger à l'organisme. Le seul élément spécifique, c'est le *microbe*.

Le tubercule, contrairement aux doctrines de Laënnec & de Broussais, n'est qu'un produit inflammatoire de l'irritation réactionnelle, provoquée dans un organe par la *présence* & la *vie* d'un microbe particulier, & nous pouvons en fournir une preuve immédiate. C'est que cette néoformation, en effet, peut prendre naissance même en l'absence des microbes spécifiques, & le tubercule peut exister sans tuberculose.

Les exemples ne manquent pas. Mais avant d'en citer quelques-uns, abordons immédiatement l'étude anatomo-pathologique de ces néoformations.

Tantôt les tubercules sont isolés sous formes

de petites granulations arrondies, grises & transparentes, quand elles sont jeunes ; jaunâtres & opaques, quand elles commencent à subir le phénomène de la caséification ou de dégénérescence.

En résumé, la granulation tuberculeuse possède, en dehors de la présence du microbe spécifique (qui manque quelquefois), les caractères distinctifs suivants :

L'existence d'une ou plusieurs cellules géantes comme centre de figure ; la forme nodulaire & l'arrangement concentrique des éléments ; l'absence constante & précoce de tout élément vasculaire ; ajoutons enfin, une tendance très grande de la partie centrale à devenir comme du fromage.

Ce qui caractérise surtout la granulation tuberculeuse, c'est la cellule géante. Nous en expliquerons dans un moment la formation. Cette cellule est-elle un élément propre à la tuberculose ?

A cela, nous n'hésitons pas à répondre : Non !

Il existe, en effet, des granulations à organisation semblable, dans certaines affections cancéreuses, syphilitiques, morveuses, dans certains cas de leucémie, de fièvres graves, de typhus abdominal & de fièvres éruptives ; on peut en provoquer également par l'introduction dans l'organisme de certains corps étrangers : certains champignons, tels que l'*aspergillus fumigatus*, donnent naissance à des pseudo-tubercules absolument semblables.

Le tubercule peut se développer autour d'un corps étranger quelconque introduit dans l'organisme. C'est ainsi qu'on en a vu se produire dans le péritoine autour de grains de poivre introduits dans cette séreuse, & M. Cornil en a trouvé dans une granulation non spécifique, produite par la pénétration d'un éclat d'écaille d'huîtres, &c.

Leulanié, dans son étude sur les altérations pseudo-tuberculeuses produites dans le poumon du chien par les œufs de *strongylus vasorum*, montre que, si l'on étudie les coupes de poumons de chiens atteints de strongylose, les granulations présentent tous les caractères histologiques du tubercule. Au centre, existe une cellule géante creusée d'une cavité qui renferme un œuf ou un embryon ; une zone moyenne est formée de cellules épithélioïdes ; enfin la zone périphérique est composée de cellules embryonnaires disposées circulairement. Malgré ces ressemblances avec le vrai

tubercule, l'affection causée par les œufs du
strongyle n'est pas une phthisie ; elle n'entraîne
pas la déchéance progressive de la nutrition
qui accompagne la tuberculose ; les chiens
s'accommodent parfaitement de la présence
des granulations parasitaires dans leurs poumons ; &, s'ils succombent, la mort est due
à des troubles circulatoires, mécaniques, résul-
tant de thrombose de l'artère pulmonaire.

Dans son étude critique & expérimentale
sur les cellules normales & pathologiques[1],
M. Laulanié établit que les cellules géantes
apparaissent dans tous les processus inflam-
matoires, spécifiques ou vulgaires, procédant
d'une irritation continue & peu intense. C'est
un épisode anatomique spécial de l'inflammation. Ces cellules se développent autour de
corps étrangers variables, bacille de Koch,
touffes d'actynomyces, embryons de Strongylus, &c. (Straus.)

Pour la lésion tuberculeuse, il est évident
que le bacille joue le rôle de corps étranger ;
mais la cellule géante ne renferme aucun
élément propre à elle-même, & sur la constatation duquel on pourrait affirmer la nature
tuberculeuse de la lésion.

[1] Laulanié (Thèse de Lyon, 1888).

G. FONTE OU ENKYSTEMENT DES TUBERCULES. — Sous l'influence prolongée du bacille, le tubercule se nécrose & se transforme en masses caséeuses qui, prenant naissance d'abord au centre, gagnent peu à peu la périphérie.

Cette transformation caséeuse tient probablement, pour une part, à ce que les tubercules ne renferment point de vaisseaux sanguins, & sont incomplètement alimentés, ce qui diminue l'activité & la vitalité des leucocytes.

Une fois caséifié, le tubercule meurt & se ramollit. Rindfleisch admet que cette *fonte* du tubercule est due à une modification des éléments albuminoïdes, par une fermentation spéciale qui les rend solubles. En tout cas, on y trouve des bacilles virulents.

La caséification est donc l'indice d'une supériorité d'énergie de la part du microbe sur les phagocytes.

Dans le cas contraire, deux phénomènes se présentent : l'évolution fibreuse & la formation crétacée.

Dans le cas où le tubercule montre une tendance à l'évolution fibreuse, la zone embryonnaire se développe & s'élargit, il se forme de petits nodules constitués par du tissu fibreux homogène & contenant un petit nombre de cellules rondes & atrophiées, toujours sans vaisseaux. Les éléments cellulaires disparaissent peu à peu & sont remplacés par du tissu fibreux, inapte à subir la caséification qui ne se produit plus que dans la partie centrale. On a alors le *tubercule de guérison* de Cruveilher : des vaisseaux se développent dans cette zone embryonnaire, la matière caséeuse centrale est enkystée, elle subit une évolution spéciale : tantôt, mais rarement, elle est complètement résorbée ; tantôt elle durcit & forme une sorte de mastic ; quelquefois même, elle se charge de sels calcaires & forme un véritable calcul, comme nous en avons vu fréquemment des exemples.

Cette dernière forme réactionnelle est des plus intéressantes ; les leucocytes opposent une barrière chimique au parasite & aux produits acides qu'il sécrète.

On sait que le bacille de la tuberculose prend bien les matières colorantes en milieu acide, ce qui est un indice qu'un milieu acide doit être favorable à sa vitalité. De plus les milieux de culture où pousse du bacille tuberculeux ne tardent pas à prendre une réaction

acide. La cellule contient comme matière constituante de son protoplasma du carbonate &
du phosphate de chaux ; mais ces derniers ne
se déposent qu'en liqueur alcaline ou au moins
neutre. Les cellules doivent donc de leur côté
sécréter des produits alcalins &, s'ils sont
assez énergiques pour saturer la production
acide du microbe, elles enkystent le bacille
dans de fines couches concentriques de sels
calcaires ; elles se préservent ainsi de son
atteinte, en même temps qu'elles l'empêchent
d'évoluer.

Cette enkystation crétacée est analogue aux
couches stratifiées & multiples que les phagocytes sécrètent pour enkyster certains nématoïdes ; comme dans ce cas, le bacille se
défend en sécrétant à son tour des membranes
cuticulaires, lorsque ses sucs acides ne parviennent pas à sursaturer la production alcaline des leucocytes, ou quand ses protéines ne
réussissent pas à les empoisonner.

De nombreuses observations ont permis de
s'assurer de la réalité de ces faits, grâce à
l'extrême sensibilité de certains réactifs colorés,
l'alizarine sulfacide, par exemple, d'un beau
jaune orange en milieu acide, d'un magnifique
violet, au contraire, en liqueur alcaline.

Ce mode heureux de terminaison du tubercule s'observe particulièrement dans les tuberculoses torpides à évolution lente, & chroniques dès le début, quand une poussée aiguë ne vient pas enrayer cette marche vers la guérison.

On ne le rencontre jamais, en revanche, dans les tuberculoses aiguës, granuliques & surtout pneumoniques.

Mode d'action des ferments dans la tuberculose.

Nous ne nous occupons ici que de l'emploi des ferments introduits par voie sous-cutanée.

Les ferments avalés & digérés n'ont point la même énergie réactionnelle ; ils sont toutefois un adjuvant puissant de la méthode hypodermique.

A. ENGLOBEMENT. — En dépit de l'immobilité des bâtonnets de la tuberculose, nous avons vu que les cellules de levûre pouvaient les englober.

Cette propriété ne pourrait s'exercer qu'au cas où nous injecterions dans une collection limitée, telle qu'un abcès froid.

Dans la tuberculose, pulmonaire, les levûres ne peuvent pas toujours arriver au contact des bacilles, à moins que ceux-ci ne passent dans le sang, ce qui est rare. Quand ils sont inclus dans les tubercules, les cellules géantes & épithélioïdes leur servent de rempart. Les levûres alors ne pourraient pas arriver jusqu'au tubercule, puisque autour des points envahis les vaisseaux sont obstrués.

On rencontre souvent néanmoins des ferments dans les crachats des phthisiques qui suivent notre traitement. (Dr Manders.)

B. LEUCOCYTOSE. — La leucocytose qui accompagne chaque injection a pour effet de favoriser l'organisation fibreuse des tubercules : le microbe est dès lors privé de toute communication avec les parties saines du poumon.

Le fait que les maladies, s'accompagnant d'une exagération dans le nombre des leucocytes, sont, jusqu'à un certain point, antagonistes de la tuberculose, montre que cette action favorable de la leucocytose répond à la réalité des faits.

D'ailleurs, tous les auteurs admettent que c'est par les leucocytes que l'on réagit contre la tuberculose & qu'il y a intérêt à augmenter leur nombre.

F. H.   18

C. Nucléine, Spermine. — Nous avons vu que la présence de ces corps dans le sang active la leucocytose & combat l'auto-intoxication, en oxydant les leucomaïnes.

D. Produits de sécrétion et de fermentation. — Les produits de fermentation des levûres sont d'ailleurs des médicaments d'une utilité incontestable dans le traitement de la tuberculose. Nous démontrons expérimentalement la production d'alcool dans l'intérieur du corps après injection de saccharomyces accompagnés de produits fermentescibles.

Les autres produits qui accompagnent l'alcool dans la fermentation sont aussi utiles à l'organisme. Ce sont l'acide succinique, la glycérine, &c.

Nous dirons même que les saccharomyces sécrètent certainement des produits propres à neutraliser les toxines bacillaires, puisque, dans un ballon, ils arrivent à fermenter malgré leur présence, & après plusieurs générations peuvent fermenter aussi rapidement que s'il n'existait pas de toxines.

Conclusion. — Jusqu'à ce jour, il n'a pas été découvert de Méthode curative de la tuberculose qui soit comparable à celle des *ferments purs.*

TYPHLITE *(Appendicite).*

La typhlite était fréquente jadis & l'on perdait relativement peu de malades de cette maladie.

Depuis que M. Talamon a démontré que dans presque toutes les typhlites, la partie malade était bien plutôt *l'appendice iléo-cœcal* que le cœcum, on n'a plus vu de typhlite, & l'appendicite a été la grande maladie à la mode.

M. Talamon n'étant point membre de l'Académie de médecine a trouvé dans un Maître, M. Dieulafoy, un vulgarisateur puissant de ses travaux ; & c'est ainsi que l'Académie de médecine a retenti depuis près de deux ans de mémorables discussions sur l'appendicite.

Ainsi qu'il arrivera toujours, chaque fois qu'un médecin proclamera une opération nouvelle utile, la chirurgie des deux mondes célébrera cette intervention; elle sera de mode pendant les 25 ans que passera la génération opérée.

C'est ainsi que passèrent les femmes *curet-tées,* pour faire place aux femmes *désovari-quées,* en attendant les autres.

En cas d'obstruction intestinale doulou-reuse à droite, *ferments* d'abord, purgatifs ricinés après ; ce sera le moyen d'éviter le bistouri.

TYPHUS

Le typhus diffère de la fièvre typhoïde en ce que la première maladie est diffuse dans l'organisme ; la seconde se localise dans l'intestin, &, dans l'intestin, aux *plaques de Peyer*, situées immédiatement avant le cœcum.

Ces plaques gauffrées sont absorbantes & transportent le virus élaboré par le *bacillus coli commune* devenu *typhique* (Eberth) dans le foie & le sang.

Les *ferments purs* ont été souverains dans un grand nombre de cas jugés des plus graves.

Il ne faut pas craindre d'exagérer la dose & de la renouveler toutes les deux heures.

Les plus éclatants exemples de chute rapide de la température ont été observés par nous, par le Dr Manders, en Angleterre par de nombreux médecins.

VACCIN

On entend par là le virus pris dans un bouton spécial du *pis* de la vache, qui, disaient les paysans anglais, avait la spécialité de préserver de la petite vérole ceux qui prenaient ce bouton.

Ce fait était connu dans tout le Yorkshire où Jenner l'observa avec la méthode du médecin. Ce fut le point de départ de la vaccination, qu'on a eu le tort de rendre obligatoire.

Ce virus introduit dans l'humanité, il y a cent ans, a probablement délivré celle-ci de la variole ; elle a contribué à modifier les *humeurs humaines* dans le sens d'une prédisposition aux maladies *vaccales*, dont la tuberculose est le prototype : de même nous pensons que les injections de sérum *équin* seront l'origine de maladies *chevalines*, tels que le tétanos & les maladies suppuratives.

S'il y a déjà (& ceci est constaté par tous les observateurs qui ont fait des transfusions sanguines) des inconvénients sérieux à ne pas transfuser le sang des membres d'une même famille, à plus forte raison croyons-nous aux inconvénients provenant des injections des sérums animaux.

L'avenir seul établira la thèse.

VARIOLE

Maladie infectieuse & contagieuse, avec fièvre & éruption de pustules (confluentes ou disséminées suivant la gravité de l'infection).

Les *ferments purs* (usage interne) sont à employer à haute dose dès le premier frisson & la courbature, prémonitoire de toute maladie infectieuse. On a des chances pour atténuer la virulence du mal.

En tout cas, soustraire les malades à l'action de la lumière pour ne pas avoir de cicatrices profondes. Semer de la poudre de ferments après pansement à *l'eau qui a bouilli*.

La pustule de variole n'a aucun rapport *connu* avec la pustule du vaccin.

VIRUS

Produit de sécrétion microbienne, — végétale, ou animale, — qui influence chimiquement ou mécaniquement le moût humain dans ses principaux éléments. On peut diviser les virus en *vaso-constricteurs, vaso-dilatateurs* ou *décomposants*.

Les virus vaso-constricteurs sont les plus nombreux : ils sont pour la plupart microbiens ou végétaux. Leur effet est d'empêcher la diapédèse des leucocytes englobeurs, en diminuant le calibre des vaissaux sanguins & lymphatiques ; ils amènent la pâleur des téguments.

Il y a de très nombreuses variétés de *virus* qu'on peut faire entrer dans les deux catégories citées plus haut.

On a défini le virus un agent pathogène, solide, liquide ou volatil, susceptible de se reproduire ou de se répandre par inoculation ; l'absorption par l'organisme peut engendrer la maladie dont le virus procède.

Les virus diffèrent des microbes en ce sens qu'ils sont capables de reproduire les maladies sans qu'on ait pu jusqu'ici déceler le microbe producteur.

Peut-être est-ce là une erreur?

Nous le croyons : cette erreur tombera probablement le jour où nous aurons des moyens d'investigation plus puissants que nos microscopes actuels, ou des modes de coloration plus subtils que ceux dont on se sert aujourd'hui dans les laboratoires.

C'est ainsi du reste que disparaissent, les uns après les autres, le virus typhique par la découverte du bacille d'Eberth, celui du charbon par la découverte de Davaine, celui de la tuberculose par la découverte de Koch. Villemin avait constaté le virus; Koch fixa le bacille.

On pourrait donc, dès aujourd'hui, conclure que là où il y a virus, là se trouve un microbe générateur.

Entre un virus & un venin existe une analogie, si l'on veut considérer que l'un est une sécrétion microbienne, l'autre une sécrétion glandulaire, spéciale à certains êtres visibles à l'œil nu.

On sait qu'il y a les virus syphilitique, varioleux, rabique, morveux, vaccinal, puisque ces maladies se reproduisent : on n'a pas décrit sûrement leurs microbes.

Il n'en est pas de même pour la diphtérie, la scarlatine, la peste, le choléra, &c. On avait cru jadis que tous les virus une fois absorbés & domptés conféraient l'immunité : ce fait aujourd'hui est controuvé pour un grand nombre de maladies, entre autres pour la diphtérie qu'on peut très bien avoir deux fois ; la tuberculose dont une première atteinte prédispose à une seconde ; la syphilis qu'on n'a qu'une fois parce qu'elle dure toujours ; le choléra qu'on peut avoir plusieurs fois ; le virus-vaccin qui reprend, après un certain temps.

Nous répétons ici ce que nous avons dit à l'article des maladies microbiennes & de l'atténuation du virus. L'état bactéricide du moût humain diffère trop pour chaque microbe, pour qu'on puisse tabler sur un principe uniforme : ce qui est vrai pour tel micro-organisme pathogène ne l'est plus pour tel autre : chacun a ses lois, ses mœurs, son atavisme ; & c'est ce qui nous faisait conclure que le principe des *ferments purs* est plus conforme à la cure naturelle des maladies microbiennes que celui de l'atténuation du virus par injection de vingt & quarante centimètres cubes de *sérum animal instérilisable.*

Contre tous les virus, nous croyons que les ferments purs, en substituant une fermentation normale à la fermentation pathologique, sont d'une efficacité très grande.

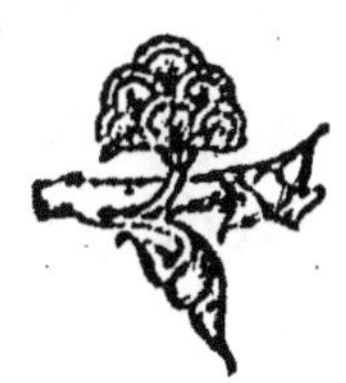

III

DES MALADIES MÉCANIQUES

Dans notre division nouvelle des maladies, nous avons compris trois genres :

1° Les maladies chimiques ;

2° Les maladies microbiennes ;

3° Les maladies mécaniques.

Il nous paraît utile de dire un mot de ces dernières, bien qu'elles soient, pour ainsi dire, en dehors du cadre que nous nous sommes tracé dans cette étude sur la *Fermentation humaine*.

Le corps humain, ainsi qu'on l'a vu, a été divisé par nous en deux parties distinctes qu'on peut appeler, comme l'on veut :

Le contenant & le contenu, les levûres & le moût, les liquides humains & les parties solides.

Les parties solides, comme les parties liquides obéissent aux lois de la pesanteur, aux lois des compressions, des chocs, des forces mécaniques, &c.

C'est à toutes les maladies produites par ces causes physiques, extérieures au corps humain, que nous donnons le nom de *Maladies Mécaniques*.

Choisissons un exemple dans un des accidents si fréquemment signalés pendant ces derniers temps.

Dans une ascension de montagnes, deux voyageurs tombent dans une crevasse profonde : tous les deux survivent; mais l'un s'est brisé les deux jambes; l'autre est resté sans fracture : il a éprouvé une frayeur qui le lendemain se traduit par une jaunisse générale.

Le premier évoluera une maladie mécanique; l'autre une maladie chimique.

Pasteur qui n'était point médecin, mais qui devint un physiologiste ingénieux, avait une manière de faire saisir les causes d'infériorité qui rendent l'animal plus prompt à cultiver une infection.

Il prenait quatre lapins auxquels il injectait la même quantité d'un virus.

Au premier, après l'injection, il donnait repos & bonne nourriture.

Au second, il pratiquait une petite saignée à la patte.

Au troisième, il donnait une douche d'eau froide, sans réaction.

Au quatrième, il inspirait une infériorité morale, la frayeur : on prenait une latte & on la frappait à terre, de manière à terrifier l'animal.

Chacun des animaux était remis dans son gîte après cette épreuve.

La mort arrivait presque toujours dans l'ordre suivant : le lapin effrayé mourait avant le lapin refroidi, celui-ci avant le lapin saigné. Le premier repu & calme survivait seul. Chacun de ceux qui avaient été placés en cause d'infériorité périssait avec une dose relativement inférieure.

Nous donnons ici cet exemple, pour bien faire comprendre qu'une maladie mécanique quelconque peut mettre un sujet en infériorité vis-à-vis d'une maladie chimique ou microbienne.

Tel individu tombe d'un toit, se fracture la jambe & guérit rapidement, à trente ans. Qu'il ait quarante ans & le diabète, il est gravement exposé à mourir, parce que la fracture aura été compliquée de maladie chimique, & que celle-ci aura reçu un coup de fouet par celle-là. La maladie mécanique aura empiré la maladie chimique préexistante,

Nous appelons donc maladies mécaniques toutes celles qui sont produites par des causes physiques, indépendantes du sujet.

Ce sont les contusions de toute nature, les fractures d'os, les déchirures de tissus, les ruptures d'artères & de veines, les plaies par tous instruments.

Tout ce qui est « plaie & bosse », disaient nos anciens, est du ressort de la chirurgie. Mais gardons-nous bien de vouloir trop distinguer, comme c'est la tendance moderne, entre le chirurgien & le médecin. Tout chirurgien qui n'est pas doublé d'un médecin n'est qu'un rebouteur diplômé, à nos yeux. Il y en a trop.

Les maladies mécaniques ont, dans notre étude, une importance relative en ce sens qu'elles placent le malade en infériorité de résistance vis-à-vis de toute maladie microbienne ou chimique. *Elles facilitent une fermentation anormale,* & c'est à ce point de vue que nous devons les considérer.

Les ferments seront utiles pour rendre moins grande cette infériorité de résistance; & à ce titre, le médecin verra le grand parti qu'il en peut tirer.

APPENDICE

—·×·—

MALADIES MICROBIENNES

TÉTANOS

Maladie caractérisée par la rigidité musculaire, assez comparable à celle qui se produit après la mort. Cette rigidité frappe les muscles soumis à la volonté, avant les autres. On a appelé *opistothonos* la courbure du corps en arrière ; le *trismus* désigne la rigidité de la mâchoire & du cou. C'est par là que le mal commence généralement ; la bouche reste fermée, malgré tout effort pour l'ouvrir. Les muscles voisins du *masseter* ne se prennent qu'après, comme si un poison lent venait les *figer*, en les atteignant successivement.

Ainsi que dans la diphtérie, le microbe du tétanos *agit sur place*, à l'endroit où il est venu se loger (plaie ou muqueuse dénudée). Sa toxine seule s'infiltre dans les tissus dont elle paralyse les nerfs.

Le tétanos est si fréquent après tout traumatisme chez le *cheval,* que Verneuil prétendait qu'il ne pouvait y avoir *tétanos,* que lorsqu'il y avait eu « cheval autour de blessure ».

Cette opinion est encore admise par beaucoup de savants.

M. Nocard (d'Alfort) a produit dans la *malléine* un liquide antagoniste du tétanos. Son emploi pour le cheval est indiqué.

Le sérum antitétanique de Roux a été recommandé en *injection intra-crânienne.* La pratique chirurgicale est encore très rebelle à cette méthode.

Nous avons dit à l'article, *Maladies microbiennes* (page 176), ce que nous pensions de la méthode des *sérums à virus atténués* : il faut s'en servir quand tout a échoué, parce que ces sérums ne sont pas sans danger.

Nous n'avons pas eu de tétanos à traiter ; nous essaierions les ferments thérapeutiques toujours inoffensifs, avant toute autre intervention, si l'occasion se présentait.

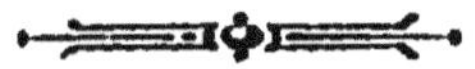

RÉPONSE A UNE OBJECTION

Les ferments sont donc la panacée universelle ?

Nous sommes loin de le croire ; et, comme après la nomenclature des maladies que nous avons faite ici, quelques-uns nous feront cette objection, nous donnons d'avance notre avis sincère :

Les ferments, étant de la vie, donnent de la vie.

Nous pensons donc que dans tout ralentissement de la nutrition, dans toute fermentation anormale, c'est-à-dire dans le plus grand nombre des maladies, le retour à la fermentation normale qui s'obtient par les ferments purs étant le retour à la santé, —

nous pensons que les ferments purs constituent le plus puissant levier thérapeutique
connu.

Nous ne pouvons mieux terminer ce
travail que par l'aphorisme du commencement :

La vie est une fermentation.
Normale, c'est la santé.
Anormale, c'est la maladie.

Rien d'étonnant donc à ce que ce soit
dans la substitution d'une fermentation
saine à une fermentation malsaine, que
nous recherchions le remède efficace.

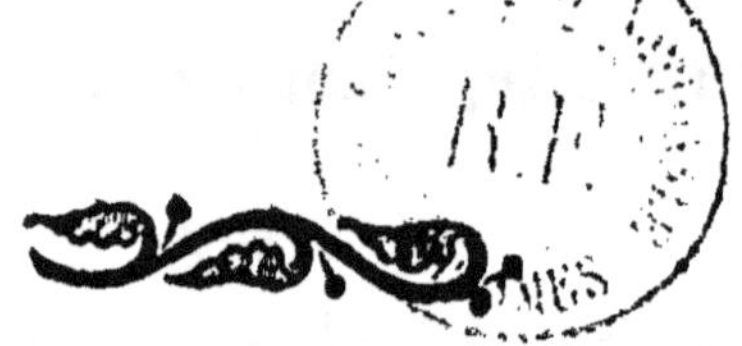

TABLE DES MATIÈRES

CHAPITRE X

CHAPITRE XI

CHAPITRE XII

CHAPITRE XIII

LIVRE II

APPLICATIONS DE LA MÉTHODE
DES FERMENTS PURS

I

MALADIES DUES A L'ALTÉRATION CHIMIQUE
DU MOUT HUMAIN
OU MALADIES CHIMIQUES

II

MALADIES VENUES DU DEHORS
ET INTRODUISANT UNE FERMENTATION PATHOLOGIQUE
DANS LE MOUT HUMAIN
OU MALADIES MICROBIENNES

III

DES MALADIES MÉCANIQUES

Errata.

Page 126, ligne 20e, *au lieu de* de ferments peptones, *lisez* de peptones de ferments.

Page 153, ligne 10e, *au lieu de* évolution néoplastique, *lisez* évolution néoplasique.

Page 155, ligne 10e, *au lieu de* Il suffit nous, *lisez* Il nous suffit.

1699. — Solesmes, Sarthe. Imp. Saint-Pierre, Septembre 1899.